U0707944

临床实用检验掌中宝

赵可伟　范琳燕　主编

SPM 南方出版传媒
广东科技出版社｜全国优秀出版社
·广州·

图书在版编目（CIP）数据

临床实用检验掌中宝/赵可伟，范琳燕主编．—广州：广东科技出版社，2020. 7（2022. 3 重印）
ISBN 978-7-5359-7158-6

Ⅰ．①临…　Ⅱ．①赵…②范…　Ⅲ．①临床医学—医学检验　Ⅳ．R446. 1

中国版本图书馆CIP数据核字（2019）第139015号

责任编辑：曾永琳　马霄行　郭芷莹
封面设计：友间文化
责任校对：陈　静
责任印制：彭海波
出版发行：广东科技出版社
（广州市环市东路水荫路11号　邮政编码：510075）
销售热线：020-37607413
http://www.gdstp.com.cn
E-mail: gdkjbw@nfcb.com.cn
经　　销：广东新华发行集团股份有限公司
印　　刷：佛山市浩文彩色印刷有限公司
（南海区狮山科技工业园A区　邮政编码：528225）
规　　格：889mm × 1 194mm　1/64　印张6.125　字数15千
版　　次：2020年7月第1版
2022年3月第2次印刷
定　　价：28.00元

序

近年来检验新技术的应用越来越广泛，对临床疾病诊断的作用也越来越重要，此外临床医学也可通过医学检验技术实现精准治疗的目的。临床实验室中的检验指标和项目较多，如何应用这些指标实现临床对疾病的筛查、监测与诊断，为临床医生提供确切而有效的帮助是我们出版本书的宗旨和努力的方向。

本书从两方面阐述，一方面是各个不同疾病系统中所常用的检验项目，包括其参考范围和临床意义；另一方面是精选一个病种，并从该病种相关的国内外最新临床共识或指南中摘录对疾病筛查、诊断和病程监测的检验项目，供临床有的放矢的使用。

本书的特点是将检验与临床有机的结合起来，以疾病为中心，除了汇总提供每个疾病系统最新和常用的实验室检查项目外，也提供参考范围和临床意义帮助疾病分析和结果导读，同时精选个别典型引用权威指南或共识对相关检验项目的应用进一步阐述，内容简要新颖，实用性强。

主编赵可伟博士长期从事临床检验工作、参与临床查房及组织临床与检验学术交流会，并且长期担任医学院本科生及研究生的教学工作。在编写时，我们将医学检验最新技术和临床疾病相结合，使得医学检验技术在临床疾病的筛查与诊断中的作用更加突出。本书部分参编人员为临床医师，在编写过程中广泛征求了他们的意见。本书实用性强，适合临床医师、护师、医学生和医学检验工作人员等随身携带。我深信本书对推动检验与临床的沟通、提高诊疗质量以及指导临床精准医疗能够做出积极的贡献。

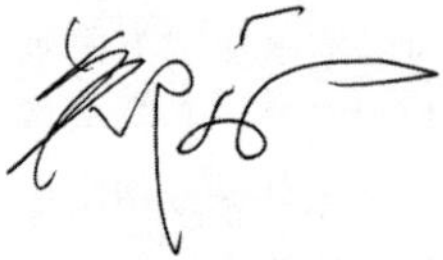

2019年9月

前　言

随着医学检验技术的发展，检验指标和项目的数量越来越多、应用范围越来越广、对临床疾病的筛查、诊断和病程监测的作用越来越突出。为了更加直观有效地让临床医生应用各种检验项目筛查或诊断相应的疾病，我们对检验项目按系统进行了分类，并针对常见疾病精选一个典型病种根据最新临床诊疗指南或共识对涉及的检验指标进行了归纳。本书以表格形式展现出来，内容简明扼要，格式清晰，查阅方便，是一本适合各级医护人员的常用工具书，可供医学、预防、药学、检验、护理等专业人员随身携带阅读。

鉴于本书涉及面广、项目众多，尽管编者认真努力，书中仍可能存在疏漏和不足，敬请各位专家、同道、读者给予批评指正。

目　　录

一、呼 吸 系 统

1.1 呼吸系统常用检验项目

项目	参考范围	临床意义
钾（K^+）	间接离子选择电极法： 血清：3.5 ~ 5.3 mmol/L 尿：25 ~ 125 mmol/24 h	血清钾增高：肾上腺皮质功能减退症、急性或慢性肾功能衰竭、休克、组织挤压伤、重度溶血、口服或注射含钾液过多等 血清钾降低：严重腹泻、呕吐、肾上腺皮质功能亢进、服用利尿剂、胰岛素的应用、钡盐与棉籽油中毒、家族性周期性麻痹、大剂量注射青霉素等 尿钾增高：饥饿初期、库欣氏综合征、原发性或继发性醛固酮增多症、肾性高血压、糖尿病酮症、原发性肾脏疾病，以及摄入促肾上腺皮质激素、两性霉素B、庆大霉素、青霉素、利尿剂等药物 尿钾降低：艾迪生病、严重肾小球肾炎、肾盂肾炎、肾硬化、急性或慢性肾功能衰竭，以及摄入麻醉剂、肾上腺素、丙氨酸、阿米洛利等药物

（续上表）

项目	参考范围	临床意义
钠（Na^+）	间接离子选择电极法： 血清：137～147 mmol/L 尿：130～260 mmol/24 h	血清钠降低：①胃肠道失钠：幽门梗阻，呕吐，腹泻，胃肠道、胆管、胰腺手术后造瘘引流等；②尿钠排出增多：严重肾盂肾炎，肾小管严重损伤，肾上腺皮质功能不全，糖尿病，应用利尿剂治疗等；③皮肤失钠：大量出汗时只补充水分而不补充钠，大面积烧伤，创伤；④抗利尿激素过多：肾病综合征的低蛋白血症，肝硬化腹水，右心衰时有效血容量降低等可引起抗利尿激素增多，血钠被稀释 血清钠增高：①肾上腺皮质功能亢进，如库欣氏综合征、原发性醛固酮增多症，由于皮质激素的保钠排钾作用，使肾小管对钠的重吸收增加，出现高血钠；②严重脱水：体内水分丢失比钠丢失多时发生高张性脱水；③中枢性尿崩症，因ADH分泌量减少，尿量大增，如供水不足，血钠增高

（续上表）

项目	参考范围	临床意义
钠（Na^+）	间接离子选择电极法： 血清：137～147 mmol/L 尿：130～260 mmol/24 h	尿钠增高：急、慢性肾功能衰竭，严重的肾小管损伤，肾盂肾炎，肾病综合征，肾上腺皮质功能不全，服用利尿剂等 尿钠降低：肾上腺皮质功能亢进，如库欣氏综合征、原发性醛固酮增多症
氯化物（Cl^-）	间接离子选择电极法： 血清：99～110 mmol/L 尿：170～250 mmol/24 h	血清氯化物降低：氯化钠的异常丢失或摄入减少，如严重呕吐，腹泻，胃液，胰液或胆汁大量丢失，长期限制氯化钠的摄入，艾迪生病，抗利尿素分泌增多的稀释性低钠

（续上表）

项目	参考范围	临床意义
氯化物（Cl^-）	间接离子选择电极法： 血清：99～110 mmol/L 尿：170～250 mmol/24 h	血清氯化物增多：①排出减少：急、慢性肾功能衰竭，肾小管性酸中毒，梗阻性肾病等；②摄入过多：高盐饮食、输入生理盐水过多，尤其在慢性肾功能不全时；③其他：呼吸性碱中毒、高渗性脱水（失水＞失钠）、溴化铋中毒 尿氯化物升高：服用某些药物，如双氢克尿噻、呋塞米、利尿酸钠等利尿药物 尿氯化物降低：肾上腺皮质功能减退、慢性肾炎
胃泌素释放肽前体（Pro-GRP）	ELISA法：＜50 pg/mL	小细胞肺癌（SCLC）的可靠标志物，用于肺癌的鉴别诊断和小细胞肺癌的监测指标；此外血清ProGRP升高还可见于神经内分泌肿瘤

1.2 血气分析检验项目

项目	参考范围	临床意义
血液酸碱度（pH）	动脉血：7.35～7.45 静脉血：7.32～7.42	pH增高：失代偿性碱中毒，危急值为7.8 pH减低：失代偿性酸中毒，危急值为6.8 pH正常：不能排除酸碱失衡，碳酸氢盐与碳酸的比值同时按比例增高或降低
二氧化碳分压（PCO_2）	动脉血：35～45 mmHg 静脉血：45～55 mmHg	增高：呼吸性酸中毒，代谢性碱中毒代偿期，危急值≥80 mmHg 减低：呼吸性碱中毒，代谢性酸中毒代偿期，危急值≤10 mmHg

（续上表）

项目	参考范围	临床意义
氧分压（PO_2）	动脉血：75～100 mmHg 静脉血：30～50 mmHg	PO_2是缺氧的敏感指标 减低：肺部通气和换气功能障碍 增高：输氧治疗过度
二氧化碳总量（TCO_2）	动脉血：23～27 mmol/L 静脉血：24～29 mmol/L	增高：代谢性碱中毒、代谢性碱中毒合并呼吸性酸中毒 减低：代谢性酸中毒、代谢性酸中毒合并呼吸性碱中毒
二氧化碳结合力（CO_2-CP）	儿童：18～27 mmol/L 成人：22～31 mmol/L	增高：代谢性碱中毒、呼吸性酸中毒 减低：代谢性酸中毒、呼吸性碱中毒

（续上表）

项目	参考范围	临床意义
标准碳酸氢盐（SB）	动脉血：21.3 ~ 24.8 mmol/L	增高：代谢性碱中毒 减低：代谢性酸中毒
实际碳酸氢盐（AB）	动脉血：21.4 ~ 27.3 mmol/L	增高：代谢性碱中毒 减低：代谢性酸中毒
AB/SB比值	AB/SB=1	增高：AB＞SB为呼吸性酸中毒 减低：AB＜SB为呼吸性碱中毒
血液缓冲碱（BB）	动脉血：45.3 ~ 52 mmol/L	增高：代谢性碱中毒 减低：代谢性酸中毒

（续上表）

项目	参考范围	临床意义
碱剩余（BE）	−3 ～ +3 mmol/L	BE只反映代谢性因素 增高：代谢性碱中毒 减低：代谢性酸中毒
血氧含量（O_2CT）	动脉血：6.7 ~ 9.8 mmol/L	主要反映与血红蛋白结合的氧量，判断呼吸功能与缺氧程度，降低表示缺氧
血氧饱和度（$SatO_2$）	动脉血：95% ~ 99%	了解血红蛋白氧合程度和血红蛋白系统缓冲能力的指标。受PO_2和pH的影响，主要取决于氧分压，故间接反映PaO_2的大小 $SatO_2$<90%表示低氧血症 $SatO_2$<80%（PaO_2<60 mmHg）表示严重缺氧
血红蛋白50%氧饱和度时氧分压（P50）	动脉血：24 ~ 28 mmHg	反映血液运输氧能力及Hb对O_2的亲和力 增高：氧解离曲线右移，Hb易释放氧 减低：氧解离曲线左移，Hb易结合氧

（续上表）

项目	参考范围	临床意义
肺泡–动脉氧分压差（A–aDO_2）	动脉血：15～20 mmHg	A–aDO_2是判断换气功能正常与否的一个依据，在心肺复苏中，它是反映预后的一项重要指标 增高：显著增高表示肺氧合功能障碍，如肺不张、呼吸窘迫综合征。中度增高表示低氧血症，如慢性阻塞性肺部疾病 降低：高原性低氧血症
阴离子间隙（AG）	8～16 mmol/L	应用AG数值可判断多重性酸碱失衡类型：①AG增加型代酸，特点是AG增加和AB降低相一致，而血Cl^-正常，故又称正常血氯型代酸；②AG正常型代酸，特点是AG正常，AB下降与Cl^-增高相一致，故又称高氯型代酸；③混合型代酸，特点是AG增高，血中Cl^-增高，AB下降 减低：代谢性碱中毒

（续上表）

项目	参考范围	临床意义
氧合血红蛋白（HbO_2）	动脉血：94%～97%	降低：失血或怀孕等原因所致的血红蛋白可利用度下降
碳氧血红蛋白（HbCO）	动脉血：0.5%～1.5%	指血红蛋白与一氧化碳共价结合的血红蛋白 一氧化碳对血红蛋白的亲和力比氧与血红蛋白的亲和力大210～230倍。血红蛋白携带一氧化碳，而不带氧，机体就会缺氧，这就是煤气中毒的原因
高铁血红蛋白（MetHb）	动脉血：0～2%	MetHb的Fe^{2+}离子被氧化成Fe^{3+}，它不能结合氧，高铁血红蛋白血症会产生缺氧和紫绀。胎儿和含有大量胎儿血红蛋白（FHb）的个体因更易转化为MetHb而易产生高铁血红蛋白血症；如果MetHb值超过总血红蛋白的3%则表明中毒；大量的化学物质可引起MetHb升高

（续上表）

项目	参考范围	临床意义
还原血红蛋白（FHHB）	动脉血：1%～5%	血中未氧化的血红蛋白量。它是可以正常结合氧的血红蛋白，但由于某些原因没有与氧结合。升高：由于肺通气或扩散不足导致没有充分的氧转运至血红蛋白与之结合，意味着血液循环经过肺时没有被氧合

1.3 血气分析模式解析

中毒类型	指标变化	临床意义
代谢性酸中毒	AB降低、BE降低（负值增大）、PCO_2降低、pH降低	常发生于严重缺氧、休克、腹泻、肾衰竭、糖尿病酸中毒和饥饿等。根据阴离子隙（AG）增高与否，可分为高AG代谢性酸中毒和正常AG代谢性酸中毒
代谢性碱中毒	AB升高、BE升高（正值增大）、PCO_2升高、pH升高	常发生于持续性呕吐、胃肠减压、补碱过多、低血钾时使用利尿剂后

（续上表）

中毒类型	指标变化	临床意义
呼吸性酸中毒	AB升高、BE升高（正值增大）、PCO_2升高、pH降低	见于各种原因引起呼吸道阻塞所致的呼吸衰竭
呼吸性碱中毒	PCO_2降低、AB降低、BE降低（负值增大）、pH升高	常发生于肺通气过度，如高热及使用人工呼吸机通气过度等
呼吸性酸中毒合并代谢性酸中毒	pH显著下降，血浆[HCO_3^-]可下降，PCO_2可上升	见于慢性呼吸性酸中毒，如阻塞性肺疾病同时发生中毒性休克伴有乳酸酸中毒、心跳呼吸骤停发生急性呼吸性酸中毒和因缺氧发生乳酸酸中毒
呼吸性酸中毒合并代谢性碱中毒	pH可以正常或轻度上升或下降，但[HCO_3^-]和PCO_2均显著升高。[HCO_3^-]升高是代谢性碱中毒的特点而PCO_2升高是呼吸性酸中毒的特点，二者比值却可保持不变或变动不大	见于慢性阻塞性肺疾患发生高碳酸血症，又因肺源性心脏病、心力衰竭而使用利尿剂如速尿、利尿酸等引起代谢性碱中毒的患者

（续上表）

中毒类型	指标变化	临床意义
代谢性碱中毒合并呼吸性碱中毒	pH明显升高，［HCO_3^-］可升高，PCO_2可降低，［HCO_3^-］升高是代谢性碱中毒特点，PCO_2降低呼吸性碱中毒特点	见于发热呕吐患者，有过度通气引起呼吸性碱中毒，呕吐引起代谢性碱中毒；肝硬化患者NH_3刺激而通气过度导致呼吸性碱中毒同时利尿剂引起代谢性碱中毒
代谢性酸中毒合并呼吸性碱中毒	pH可以正常、轻度上升或下降，但血浆［HCO_3^-］和PCO_2均显著下降，［HCO_3^-］下降是代谢性酸中毒的特点，PCO_2下降是呼吸性碱中毒的特点，二者比值却可保持不变或变动不大	见于肾功能不全患者有代谢性酸中毒，又因发热而过度通气引起呼吸性碱中毒；肝功不全患者可因NH_3的刺激而过度通气，同时又因代谢障碍致乳酸酸中毒；水杨酸剂量过大引起代谢性酸中毒，同时刺激呼吸中枢而导致过度通气

1.4 血气分析简易解析步骤

第一步：判断酸碱中毒

pH	类型
pH降低	酸中毒
pH升高	碱中毒

第二步：判断代谢性或呼吸性

指标变化		类型
pH降低	$PaCO_2$降低	代谢性（两个指标同向变化）
pH升高	$PaCO_2$升高	
pH降低	$PaCO_2$升高	呼吸性（两个指标异向变化）
pH升高	$PaCO_2$降低	

第三步：根据ΔAG，判断单纯性和混合型酸碱失衡

公式	判断方法	中毒类别
①正常AG=12 mmol/L，ΔAG=实际测得AG－正常AG ②预计的［HCO_3^-］=ΔAG+测得的［HCO_3^-］	预计的［HCO_3^-］<22	合并酸中毒
	预计的［HCO_3^-］>26	合并代谢性碱中毒
	预计的［HCO_3^-］在22～26	单纯性酸碱失衡

1.5 呼吸系统疾病指南解读

疾病	类别	项目	指南或共识要点	参考资料
急性呼吸窘迫综合征与多器官功能障碍综合征	诊断指标	血气分析	根据血气分析判断是否有呼吸窘迫及治疗监测，常规吸氧后低氧血症难以纠正，氧合指数（PaO_2/FiO_2）≤200 mmHg可确诊[1]	[1]《急性肺损伤-急性呼吸窘迫综合征诊断和治疗指南》2006 [2]《小儿急性呼吸窘迫综合征诊疗技术规范》2012
	监测指标	血常规+C-反应蛋白（CRP）+降钙素原（PCT）	应进行血常规检验，早期由于中性粒细胞在肺内扣押，白细胞常一过性下降，最低可$<1\times10^9$/L，杆状核粒细胞>10%，血常规至少每3天一次；若白细胞20×10^9/L，则每天一次[2]	

（续上表）

疾病	类别	项目	指南或共识要点	参考资料
急性呼吸窘迫综合征与多器官功能障碍综合征	筛查指标	血培养	诊断是否有感染，为保证获得相对高的阳性率，至少两个不同部位抽血5 mL[2]	［1］《急性肺损伤-急性呼吸窘迫综合征诊断和治疗指南》2006 ［2］《小儿急性呼吸窘迫综合征诊疗技术规范》2012
		痰培养	连做3天，每天一次，主要目的在于寻找可能的病原及防治呼吸机相关性肺炎[2]	
		呼吸道病原体、抗体及痰呼吸道病毒	检查呼吸窘迫病因，是否有病毒感染[2]	

（续上表）

疾病	类别	项目	指南或共识要点	参考资料
急性呼吸窘迫综合征与多器官功能障碍综合征	筛查指标	解脲支原体DNA（FQ-DNA）	辅助检查是否有支原体感染[2]	［1］《急性肺损伤-急性呼吸窘迫综合征诊断和治疗指南》2006 ［2］《小儿急性呼吸窘迫综合征诊疗技术规范》2012
		支原体培养、支原体抗体	辅助检查是否有支原体感染[2]	
		结核抗体	辅助诊断是否结核感染[2]	
		G试验	G试验是早期诊断侵袭性真菌感染有效的无创检测手段[2]	
		GM试验	辅助诊断肺部曲霉菌感染[2]	

二、泌尿系统

2.1 泌尿系统常用检验项目

项目	参考范围	临床意义
颜色	新鲜尿为淡黄色	深黄色：浓缩尿、尿胆红素增高、药物影响等 浓茶色：尿胆红素增高 红色-红褐色：血尿、血（肌）红蛋白尿 紫红色：卟啉尿、药物影响 棕黑色：高铁血红蛋白尿、血尿、血红蛋白尿、肌红蛋白尿、黑色素、药物影响等 绿蓝色：胆绿素尿、细菌尿等 乳白色：乳糜尿、脓尿等
透明度	新鲜尿为清晰透明	混浊：脓尿、血尿、无机盐结晶尿 乳糜样：乳糜尿 新鲜清晰透明尿液久置后可因尿酸盐、磷酸盐等结晶析出而变混浊；病理性混浊主要见于尿中细胞、细菌等增多

（续上表）

项目	参考范围	临床意义
尿量	成人： 1.0 ~ 1.5 L/24 h	增高：生理性多尿，如饮水过多、饮浓茶、饮酒、精神紧张等；病理性多尿，糖尿病、尿崩症、慢性肾炎、神经性多尿等 降低：生理性少尿，如饮水少、出汗多等；病理性少尿，如休克、脱水、严重烧伤、急慢性肾炎、心功能不全、尿毒症、肝硬化腹水、肾衰竭等
尿白细胞（LEU）	阴性	正常成人尿液中可以有少量白细胞，超过一定数量则视为异常 增高：泌尿系统感染，如急性肾盂肾炎、慢性肾盂肾炎、膀胱炎、前列腺炎等

（续上表）

项目	参考范围	临床意义
尿葡萄糖（GLU）	阴性	阳性： 暂时性糖尿：生理性糖尿，如短时间内摄入大量糖、女性妊娠末期或哺乳期、剧烈运动后 应激性糖尿：强烈精神刺激、全身麻醉、颅脑外伤、急性脑血管病等 血糖增高性糖尿：糖尿病、甲状腺功能亢进症、库欣综合征、嗜铬细胞瘤等内分泌疾病 血糖正常性糖尿：又称肾性糖尿，慢性肾炎、肾病综合征、间质性肾炎、家族性糖尿等

（续上表）

项目	参考范围	临床意义
尿隐血（BLD）	阴性	尿液隐血检测的目的在于确定是否存在血尿 阳性： 尿液中血红蛋白过多：①泌尿系统炎症、结石、肿瘤、结核等；②中毒、血小板减少性紫癜、阵发性血红蛋白尿及经尿道的前列腺切除术等；③接受心瓣膜修复术；④服用某些药物，如阿司匹林等；⑤发生某些感染，如疟疾等；⑥发生严重烧伤等 尿液中肌红蛋白过多：①创伤，如挤压综合征、电击伤、烧伤等；②“行军性”肌红蛋白尿；③原发性肌肉疾病，如肌萎缩、皮肌炎及多发性肌炎等；④局部缺血性肌红蛋白尿，如心肌梗死、动脉阻塞；⑤中毒性肌红蛋白尿，如酒精、化学药物、鱼中毒等；⑥代谢性疾病，如肌糖原贮积症、糖尿病酮症酸中毒等

（续上表）

项目	参考范围	临床意义
尿液酸碱度（pH）	5.5～6.5	增高：代谢性碱中毒、膀胱炎、肾小管性酸中毒等 降低：代谢性酸中毒、糖尿病酮症酸中毒、痛风等 用药可以影响尿液pH，服用酸性药物后，pH可降低；服用碱性药物，pH可增高，所以，尿液酸碱度可作为控制用药的一个指标
尿比重（SG）	成人晨尿SG：1.015～1.025 成人随机尿SG：1.003～1.030	增高：急性肾炎、糖尿病、肾病综合征及肾前性少尿 降低：慢性肾炎、慢性肾衰竭、尿崩症、恶性高血压等

（续上表）

项目	参考范围	临床意义
尿酮体（KET）	阴性	阳性：糖尿病酮症酸中毒、妊娠反应、妊娠呕吐、急性胃肠炎伴严重脱水、中毒性休克、甲状腺功能亢进症、婴幼儿急性发热、呕吐、腹泻、长期禁食、过度饥饿等
尿蛋白（PRO）	阴性	阳性： 生理性蛋白尿：剧烈运动、寒冷、精神刺激等应激状态以及妊娠期 病理性蛋白尿：①肾小球性蛋白尿，如肾小球肾炎、肾病综合征等；②肾小管性蛋白尿，如肾盂肾炎、间质性肾炎、肾小管性酸中毒等；③混合性蛋

（续上表）

项目	参考范围	临床意义
尿蛋白（PRO）	阴性	白尿，见于肾小球肾炎或肾盂肾炎后期、糖尿病肾病、狼疮性肾炎等；④溢出性蛋白尿，见于多发性骨髓瘤、巨球蛋白血症、严重骨骼肌创伤、急性血管内溶血等；⑤组织性蛋白尿，肾组织破坏或肾小管分泌蛋白增多所致的蛋白尿，多为低分子量蛋白尿，肾脏炎症、中毒时排出量增多；⑥假性蛋白尿，肾脏以下泌尿道疾病导致大量脓、血、黏液等混入尿中，或阴道分泌物掺入尿中，均可引起蛋白定性试验阳性

（续上表）

项目	参考范围	临床意义
尿亚硝酸盐（NIT）	阴性	阳性：大肠杆菌、副大肠杆菌、变形杆菌、产气杆菌及铜绿假单胞菌等细菌感染引起的泌尿系统感染。但尿亚硝酸盐试验阴性时并不表示没有细菌感染，由于某些不具备还原硝酸盐能力的细菌引起的泌尿系感染不能显示阳性，这类细菌有不动杆菌等非发酵菌，或尿液在膀胱中潴留时间较短，或尿中缺乏硝酸盐 亚硝酸盐食物中毒者，其尿及呕吐物的NIT检测都呈强阳性
尿胆红素（BIL）	阴性	尿胆红素是评价肝细胞损伤和鉴别黄疸的重要指标，对相关疾病的预后判断也有重要意义 阳性： 肝细胞性黄疸，如病毒性肝炎、肝硬化、酒精性肝炎、药物性肝损伤等

（续上表）

项目	参考范围	临床意义
尿胆红素（BIL）	阴性	溶血性黄疸，如错误输血、药物中毒、严重感染等 阻塞性黄疸，如化脓性胆管炎、胆囊结石、胆道肿瘤、胰腺肿瘤、原发性肝癌等
尿胆原（URO）	阴性或弱阳性	阳性：黄疸型肝炎、溶血性黄疸、肝淤血、中毒性肝炎、顽固性便秘、肠梗阻、发热等 常用于鉴别不同类型的黄疸，如肝细胞性黄疸URO为阳性，溶血性黄疸URO呈强阳性，而阻塞性黄疸URO为阴性。应注意，大量口服抗生素可致URO呈假阴性
尿含铁血黄素试验	阴性或弱阳性	阳性：各种血管内溶血性疾病及阵发性睡眠性血红蛋白尿症等

（续上表）

项目	参考范围	临床意义
尿维生素C	阴性	尿维生素C长期增高，可能与肾结石形成有关 患者服用维生素C制剂，可使尿维生素C浓度过高，影响尿蛋白、尿糖、尿隐血、尿胆红素、尿亚硝酸盐的检测，甚至造成检测结果呈假阴性
尿上皮细胞	扁平鳞状上皮细胞： 女：3~5/HPF，有时可呈小堆出现 男：偶见 移行上皮细胞：偶见 肾小管上皮细胞：无	扁平鳞状上皮细胞增多：尿道炎等 移行上皮细胞增多：肾盂肾炎及膀胱炎、肾盂、输尿管结石等 肾小管上皮细胞出现：肾实质损害，如急性肾小球肾炎、急进性肾炎、肾小管坏死性病变，慢性肾盂肾炎、恶性肾硬化症以及肾移植术后排异反应等

（续上表）

项目	参考范围	临床意义
尿白细胞计数（WBC）	镜检法： 离心尿WBC为0～5/HPF 离心尿定量计数为0～10/μL	尿沉渣白细胞增多：急性和慢性肾盂肾炎、膀胱炎、尿道炎、前列腺炎、肾结核、阴道炎、宫颈炎、附件炎、急性间质性肾炎、药物所致变态反应、肾移植后排异反应等
尿红细胞计数（ERY）	镜检法： 离心尿ERY为0～3/HPF 离心尿定量计数为0～12/μL	暂时性镜下血尿：青少年在剧烈运动、急行军、冷水浴、久站或体力劳动后 血尿见于泌尿系统疾病：如急、慢性肾小球肾炎，尿道炎、膀胱炎及泌尿系的肿瘤、结核、结石、创伤、先天性畸形、肾移植排异等 非泌尿系统疾病：各种原因引起的出血性疾病，如血友病等；泌尿系统附近器官的疾病，如前列腺炎、精囊炎、盆腔炎等

（续上表）

项目	参考范围	临床意义
管型	透明管型：0或偶见/LPF 其余各种管型：0/LPF	尿内出现管型是肾实质性病变的证据 透明管型：①偶见于健康人；②少量出现见于剧烈运动、高热等；③明显增多提示肾实质性病变，如肾病综合征、慢性肾炎等 细胞管型：①红细胞管型：急性肾炎、慢性肾炎急性发作、狼疮性肾炎、肾移植术后急性排斥反应等；②白细胞管型：肾盂肾炎、间质性肾炎；③肾小管上皮细胞管型：提示肾小管病变，急性肾小管坏死、慢性肾炎晚期、肾病综合征等；④粗颗粒管型：慢性肾炎、肾盂肾炎、药物毒性所致的肾小管损害；⑤细颗粒管型：慢性肾炎、急性肾炎后期；⑥蜡样管型：提示肾小管病变严重，预后不良，慢性肾炎晚期、慢性肾衰竭、肾淀粉样变性；⑦脂肪管型：肾病综合征、慢性肾炎急性发作、中毒性肾病；⑧肾衰竭管型：慢性肾衰竭少尿期，提示预后不良，慢性肾衰竭多尿早期也可出现

（续上表）

项目	参考范围	临床意义
尿结晶	正常尿液中可见少量磷酸盐、草酸钙和尿酸盐等结晶	若尿中长期大量存在结晶（无论哪种类型的结晶），即有形成尿路结石的可能 服用磺胺类药物后，会在尿内出现大量磺胺结晶，应即刻多饮水并停药。若某种结晶长期大量存在，应由医生结合患者情况考虑有无病理意义
尿类酵母样细胞	0 ~ 10/μL	升高：可见于泌尿系统感染
尿黏液丝	0 ~ 20/μL	黏液丝在正常尿中可出现，尤其在妇女尿中。但大量存在时表示尿道受刺激或有炎症反应。可能是由于念珠菌感染造成
尿电导率	3 ~ 39.1/μL	反映肾脏的浓缩和稀释功能。明显降低，表示肾小管浓缩功能下降

（续上表）

项目	参考范围	临床意义
24 h尿蛋白定量	双缩脲法：浓度为0～0.2 g/L 总量为0～150 mg/24 h尿	增高：①肾脏疾病，如急性肾炎、慢性肾炎、肾病综合征、肾盂肾炎、狼疮性肾炎、肾结核、肾结石、肾动脉硬化等；②循环障碍，如充血、贫血、心功能不全等；③其他，如休克、失水、感染、中毒、白血病及肾脏移植、功能性蛋白尿等
24 h尿钠	间接离子选择电极（ISE）法：130～260 mmol/24 h	增高：①肾上腺皮质功能减退症、醛固酮减少症；②慢性肾盂肾炎、肾小管损伤（如间质性肾炎、多囊肾）、糖尿病、急性肾小管坏死（少尿期）、尿崩症、糖尿病酮症酸中毒等；③服用排钠利尿药、输注大量盐液等；④中枢神经系统疾病、脑出血、炎症、肿瘤、支气管肺癌等

（续上表）

项目	参考范围	临床意义
24 h尿钠	间接离子选择电极（ISE）法：130～260 mmol/24 h	降低：①大量盐的损失，摄入量不足；②肾上腺皮质功能亢进症、原发性醛固酮增多症、库欣综合征；③肾前性少尿、充血性心力衰竭；④长期低盐饮食、腹泻、严重呕吐、大面积烧伤等
24 h尿钾	间接离子选择电极（ISE）法：25～100 mmol/24 h	增高：①内分泌疾病，如原发性醛固酮增多症、肾上腺皮质功能亢进症、肾小球旁细胞增生（肾素瘤）；②急性肾衰竭多尿期、肾小管功能不全（如肾小管酸中毒、慢性肾炎、肾盂肾炎等）、糖尿病酮症酸中毒、代谢性碱中毒等；③使用排钾利尿药、食入含高钾食物、长期使用ACTH、服用肾上腺皮质激素等

（续上表）

项目	参考范围	临床意义
24 h尿钾	间接离子选择电极（ISE）法：25～100 mmol/24 h	降低：①肾上腺皮质功能减退症、选择性醛固酮缺乏症、肾上腺危象、双侧肾上腺切除；②慢性肾功能不全、肾衰竭、慢性间质性肾炎、酸中毒；③使用保钾利尿药等
24 h尿氯	间接离子选择电极（ISE）法：170～250 mmol/24 h	一般情况下尿液中钠和氯保持相对平衡，但两者并不是永远平衡的。连续服用氯化钠或氯化钾后，尿氯比尿钠高；相反，连续服用大量碱性钠盐时，尿中钠比氯高。另外，尿液呈碱性很可能是尿钠含量高于氯
酸负荷试验（氯化铵负荷试验）	尿液pH<5.5	每次尿液pH均在5.5以上，高度提示远端肾小管酸中毒

（续上表）

项目	参考范围	临床意义
碱负荷试验（碳酸氢盐负荷试验）	尿液排泄分数≤1%，几乎接近于“0”	HCO_3^-的排泄分数=［（尿HCO_3^-/血HCO_3^-）/（尿肌酐/血肌酐）］×100% Ⅱ型肾小管酸中毒，尿液排泄分数＞15%；Ⅰ型肾小管酸中毒，尿液排泄分数＜5%
尿γ-谷氨酰转移酶（γ-GGT）	重氮试剂法：＜500 U/L	升高：急性肾炎、肾病综合征、肾胚肿瘤、肾结石、尿路结石等
尿溶菌酶（LYZ）	比浊法： 成人0～2 mg/L	增高：①肾小管间质性疾病，如多发性骨髓瘤，恶性高血压肾损伤，肾盂肾炎，胱氨酸尿，范可尼综合征，重金属（汞、镉）、抗生素中毒所致的肾小管坏死等；②肾小球疾病或肾功能衰竭伴有肾小管病变，肾移植早期排斥反应

（续上表）

项目	参考范围	临床意义
尿碱性磷酸酶（ALP）	速率法：0.51～0.61 mg/L	增高：急性肾炎、狼疮性肾炎、急性肾小管坏死、肾盂肾炎、肾梗死、糖尿病等
尿酸性磷酸酶（ACP）	男：<173.04 μmol/L·s 女：<125.67 μmol/L·s	增高：前列腺癌、肾脏病变等
尿免疫球蛋白G（IgG）	散射比浊法：<8.5 mg/L	尿IgG检测是评估肾功能恶化及其预后的重要指标 升高：终末期尿毒症、肾移植后急性排异反应、急性肾功能衰竭等

（续上表）

项目	参考范围	临床意义
血清α_1-微球蛋白（α_1-MG）	散射比浊法：10～30 mg/L	增高：肾小球肾炎、糖尿病肾病、狼疮性肾病、间质性肾炎、急慢性肾功能衰竭等所致的肾小球滤过率下降 降低：肝炎、肝硬化等
尿α_1-微球蛋白	散射比浊法：＜12 mg/L（晨尿）	尿α_1-MG是反映肾近曲小管受损的早期灵敏指标 升高：肾小管病变
血β_2-微球蛋白（β_2-MG）	免疫比浊法：1.0～3.0 mg/L	增高：肾炎、肾功能降低、自身免疫性疾病、肾移植排异反应、恶性肿瘤、结缔组织病、急性肝炎、慢性活动性肝炎、庆大霉素和硝苯地平等药使用过量
尿β_2-微球蛋白（β_2-MG）	免疫比浊法：0.1～0.3 mg/L	增高：①间质性肾炎、急性肾小管坏死、先天性肾小管病变、上尿路感染、肾移植排斥反应；②肾小球损伤、恶性肿瘤及自身免疫性疾病等致血清β_2-MG明显升高，超过肾小管重吸收极限时，尿中β_2-MG增加

（续上表）

项目	参考范围	临床意义
尿微量白蛋白（mAlb）	散射比浊法：<30 mg/L	增高：提示早期肾小管损伤，其检测值的高低多与病情轻重成正比。尿mAlb的检测常用于糖尿病肾病、高血压肾病的早期诊断，还可用于药物对肾脏毒性的检测
尿视黄醇结合蛋白（RBP）	ELISA法：尿RBP <300 μg/L 速率散射免疫比浊法：0～4.82 mg/L	①近端肾小管受损时，尿RBP排泄量明显增高，RBP检测异常能敏感反映肾小管损害程度，是肾小管早期损害的敏感指标，也可作为高血压、糖尿病合并早期肾损伤诊断的指标 ②RBP含量增高见于糖尿病、药物及中毒引起的肾近曲小管的损害
尿本-周蛋白（BJP）	阴性	阳性：多发性骨髓瘤、慢性白血病、巨球蛋白血症、肾淀粉样变、慢性肾盂肾炎、恶性淋巴瘤等

（续上表）

项目	参考范围	临床意义
尿纤维蛋白（原）降解产物（U-FDP）	＜0.25 mg/L	增高：尿毒症、肾病型慢性肾炎等
尿肌红蛋白	阴性	阳性：①大面积肌肉损伤，如挤压伤、电击伤、急性心肌梗死；②肌肉疾病，如肌萎缩、皮肌炎、肌营养不良等
尿微量转铁蛋白（UTRF）	ELISA法：＜1.0 mg/L 速率散射免疫比浊法：0～2.4 mg/L	尿微量转铁蛋白（UTRF）比尿微量白蛋白（尿mAlb）出现更早，是早期肾小球损伤的检测指标 升高：肾脏疾病、尿毒症、高血压病、糖尿病及烧伤等并发肾脏损伤

（续上表）

项目	参考范围	临床意义
尿淀粉酶（AMY）	对硝基酚法（PNP）： <490 U/L 碘－淀粉比浊法： 840 ~ 6 240 U/L	增高：急性胰腺炎、慢性胰腺炎急性发作、胰腺癌、胰腺囊肿、胰腺导管堵塞、急性胆囊炎、胃溃疡、腮腺炎等 降低：重症肝炎、肝硬化、糖尿病等
尿N–乙酰–β–D–氨基葡萄糖苷酶（NAG）	比色法： 1.1 ~ 11.9 IU/L	NAG不能通过肾小球，当肾脏病变时，该酶释放于尿中，故尿NAG可以灵敏地反映活动性肾小管损伤 增高：①早期高血压肾病、糖尿病肾病等可发生肾小管损伤，此时尿NAG升高可早于尿mAlb；②肾移植术后排异反应；③使用肾毒性药物，慢性肾盂肾炎时尿NAG升高，而膀胱炎时尿NAG正常，故可用于上尿路感染的定位诊断 降低：慢性肾功能不全等

（续上表）

项目	参考范围	临床意义
血清尿素氮（BUN）	脲酶偶联速率法：2.10~7.90 mmol/L	BUN测定有助于观察肾小球滤过功能 增高： ①肾性增高：血中BUN主要经肾小球滤过随尿排出。当肾实质受损致肾小球滤过率降低，血中BUN浓度增加，如急性肾炎、慢性肾炎、中毒性肾炎、严重肾盂肾炎、肾结核、肾血管硬化症、先天性多囊肾和肾肿瘤等引起的肾功能障碍。BUN检测对尿毒症的诊断有特殊价值，其增高程度与病情严重性呈正比，有助于病情的评估；②肾前性增高：脱水、失血、休克、严重心力衰竭、肝肾综合征、肾上腺皮质功能减退症、重度烧伤、严重感染、糖尿病酮症酸中毒、上消化道出血等；③肾后性增高：前列腺肥大、肿瘤压迫所致尿道梗阻或双侧输卵管结石等 降低：血中BUN由肝脏合成，肝功能严重不全时，BUN含量可减少。偶见于急性肝萎缩、中毒性肝炎、类脂质肾病等

（续上表）

项目	参考范围	临床意义
尿液尿素定量检测	脲酶偶联速率法：357～535 mmol/L	尿液尿素定量检测主要用于肾功能评价、计算清除率及营养学评价 增高：甲状腺功能亢进症、高热、使用甲状腺素及肾上腺皮质激素后、手术后严重感染等 降低：消耗性疾病恢复期、严重肝实质性病变、肾功能衰竭及蛋白质营养不良
血清肌酐（Cr）	酶法： 男： 44～97 μmol/L 女： 35～80 μmol/L	血清Cr测定是肾小球滤过功能受损的指标之一，对肾脏疾患的诊断及预后评估不受高蛋白饮食的影响 增高：①急性和慢性肾小球肾炎、肾硬化、多囊肾、肾移植后排异反应等，对于慢性肾炎者，血清Cr含量越高，预后越差；②脱水、失血、休克、心力衰竭、剧烈体力活动、肢端肥大症和巨人症等 降低：肌萎缩、严重肝病、白血病和肾功能不全等

（续上表）

项目	参考范围	临床意义
内生肌酐清除率（Ccr）	男：（105 ± 20）mL/min 女：（95 ± 20）mL/min	Ccr检测是判定肾小球滤过功能有无损害的敏感指标，Ccr试验还可以指导临床用药，观察肾移植成功与否 降低：急性肾小球肾炎、各种肾小球损伤引起的肾功能损害
血清尿酸（UA）	尿酸酶法－抗维生素C：149 ~ 416 μmol/L	血清UA检测是肾小球滤过功能紊乱受损的指标，另外机体嘌呤代谢紊乱产生尿酸过多也可导致高尿酸血症 升高：①急性和慢性肾炎、肾结核、肾盂肾炎、肾积水等肾脏损害；②氯仿、四氯化碳及铅中毒等；③痛风；④红细胞增多症、白血病及其他恶性肿瘤 降低：恶性贫血、范可尼综合征等

（续上表）

项目	参考范围	临床意义
尿液尿酸定量检测（尿UA）	尿酸酶–过氧化物酶偶联法（酶法–抗维生素C）： 1.5～4.4 mmol/24 h	升高：①痛风、组织大量破坏、核蛋白分解过度，如肺炎、子痫等，患者血液中UA均增加等；②肾小管重吸收障碍，如范可尼综合征、肝豆状核变性、使用ACTH与使用肾上腺皮质激素等，此时患者血清UA减少而尿液UA增加等；③核蛋白代谢增强，如粒细胞性白血病、骨髓细胞增生不良、溶血性贫血、恶性贫血、淋巴瘤及甲状腺功能减退症等 降低：①高糖饮食、高脂肪饮食、肾功能不全、痛风发作前期、剥脱性皮炎等；②嘌呤醇（allopurinol）治疗后

（续上表）

项目	参考范围	临床意义
尿液钙定量检测（尿Ca）	甲烷基二甲苯酚（MXB法）：2.05～7.50 mmol/24 h	增高：甲状旁腺功能亢进症、特发性高尿钙症、结节病，骨质疏松症、肢端肥大症、肾小管损伤、维生素D摄入过多等 降低：原发性和继发性甲状旁腺功能减退症、慢性肾功能衰竭、佝偻病、软骨病、低钙膳食、维生素D缺乏症等
尿液磷定量检测	钼酸铵紫外法：14.00～41.98 mmol/24 h	增高：甲状旁腺功能亢进症、代谢性酸中毒、痛风、肾小管疾病、抗维生素D佝偻病、甲状腺功能亢进症等 降低：甲状旁腺功能减退症、佝偻病、肾功能不全、维生素D缺乏时摄入高钙膳食、妊娠期或哺乳期妇女等

（续上表）

项目	参考范围	临床意义
血清二氧化碳总量（CO_2）	磷酸烯醇丙酮酸羧化酶（PEPC）法：20 ~ 30 mmol/L	血清二氧化碳总量是衡量代谢性酸碱失衡的参数 增高：①呼吸性酸中毒，如肺气肿、肺纤维化、呼吸机麻痹、支气管扩张、气胸、呼吸道阻塞等；②代谢性碱中毒，如幽门梗阻、长期注射葡萄糖生理盐水、呕吐等 降低：呼吸性碱中毒及代谢性酸中毒等
半胱氨酸蛋白酶抑制蛋白（Cystatin C）	0.53 ~ 0.95 mg/L	①Cystatin C可以准确反映肾小球滤过功能，特别是在肾功能仅轻度减退时，其敏感性高于血清肌酐；②肾功能衰竭时Cystatin C在血浆中的浓度可升高10倍；③近端肾小管功能失常时，尿中Cystatin C的浓度升高可达100多倍；④Cystatin C检测还可以用于对各种肾脏疾病病情的监测及疗效观察、肿瘤患者化疗药物副作用的监测以及肾移植后的排异监测等

（续上表）

项目	参考范围	临床意义
尿渗量（Uosm）	冰点下降法：600~1 000 mOsm/kgH_2O	升高：剧烈呕吐、腹泻导致的脱水、急性肾小球肾炎、急性肾功能衰竭恢复期等 降低：肾脏的慢性间质性病变，如慢性肾盂肾炎；多囊肾、痛风性肾病、镇痛药引起的肾损害等；慢性肾小球肾炎、高血压肾病晚期等；垂体性尿崩症及急性肾功能衰竭多尿期等
渗透溶质清除率（Cosm）和自由水清除率（CH_2O）	空腹Cosm：2~3 mL/min 禁水8 h后晨尿CH_2O：–120~–25 mL/h	渗透溶质清除率和自由水清除率均可用于评价远端肾小管的浓缩–稀释功能。但自由水清除率能更精确地反映肾髓质损害的程度

（续上表）

项目	参考范围	临床意义
尿酸排泄分数（FEUA）		临床用于痛风分型诊断及指导治疗： FEUA<7%为尿酸排泄减少型，可指导临床使用促进尿酸排泄药物 7%<FEUA<12%为尿酸代谢混合型，可指导临床联合使用促排尿酸药物和抑制尿酸生成药物 FEUA>12%为尿酸生成增多型，可指导临床使用抑制尿酸生成药物
尿滤过钠排泄分数（FeNa）	成人为1%	FeNa<1%：肾前性少尿时肾小球滤过钠减少，而肾小管重吸收功能正常 FeNa>1%：单纯性肾小管受损引起的肾性少尿，肾小球滤过功能正常，肾小管重吸收功能受阻

（续上表）

项目	参考范围	临床意义
肾活检	无	①肾病综合征：当肾病综合征的病因不明，考虑是否继发于全身性疾病者；②肾小球肾炎肾功能减退较快者，需要肾活检以确定其肾损害的病理类型；③急进性肾炎综合征，肾活检可发现炎症及免疫沉积物的形态及其程度，这对急进性肾炎的早期诊断和治疗非常重要。临床表现不典型的原发性急性肾炎或急性肾炎数月后不愈或肾功能下降的患者，肾活检可辅助诊断；④血尿患者经过各种检查排除了非肾小球性血尿后，未能确立诊断者可考虑做肾活检，对于持续性血尿无临床表现以及血尿伴有蛋白尿，24 h尿蛋白定量>1 g者应做肾活检；⑤单纯蛋白尿持续时间较长而无任何症状者，采用肾活检可明确其病理类型，以利于用药及判断预后；⑥狼疮性肾炎、肾性高血压、急性肾功能衰竭、慢性肾功能衰竭不明原因者可进行肾活检以帮助诊断

2.2 泌尿系统疾病指南解读

疾病	类别	项目	指南或共识要点	参考资料
肾病综合征	筛查指标	尿常规检查	尿蛋白定性多为（+++）~（++++）	《安徽省成人肾病综合征分级诊疗指南》2016
		肾功能检查	肾功能多数正常或肾小球滤过功能减退	
	诊断指标	24 h尿蛋白定量检查	大量蛋白尿（尿蛋白定量≥3.5 g/d）是肾病综合征最主要的诊断依据 肾病综合征临床转归：①完全缓解（CR）：24 h尿蛋白定量<0.3 g或尿蛋白/肌酐（uPCR）<300 mg/g，肾功能正常，血白蛋白>35 g/L，尿蛋白定性阴性；②部分缓解（PR）：24 h尿	

（续上表）

疾病	类别	项目	指南或共识要点	参考资料
肾病综合征	诊断指标	24 h尿蛋白定量检查	蛋白定量>0.3 g，但<3.5 g，或uPCR在300～3 500 mg/g或24 h尿蛋白定量比基线水平下降50%且肾功能稳定（血肌酐较基线水平上升<20%）；③未缓解（NR）：24 h尿蛋白定量>3.5 g，且下降幅度小于基线水平的50%；④复发：经治疗后缓解的患者重新出现24 h尿蛋白定量>3.5 g，或uPCR >3 500 mg/g	《安徽省成人肾病综合征分级诊疗指南》2016
		血白蛋白检查	低白蛋白血症（血浆白蛋白≤30 g/L）	

（续上表）

<table>
<tr><th>疾病</th><th>类别</th><th>项目</th><th>指南或共识要点</th><th>参考资料</th></tr>
<tr><td rowspan="2">肾病综合征</td><td rowspan="2">诊断指标</td><td colspan="2">以上2条是诊断的必备条件。还可以用于临床评估，对于临床符合以下4条中2条者，称为重症肾病综合征：①24 h尿蛋白>5 g；②血白蛋白<20 g/L；③血胆固醇升高超过正常上限2倍；④血肌酐升高>178.4 μmol/L</td><td rowspan="2">《安徽省成人肾病综合征分级诊疗指南》2016</td></tr>
<tr><td>肾小球滤过率（GFR）检查</td><td>明确肾病综合征诊断后应同时进行肾功能的评估。目前，《美国肾脏预后及生存质量指南》（K/DOQI）建议根据肾功能情况进行分期：
第1期：有肾损害，GFR>90 mL/（min·1.73 m^2）
第2期：肾损害伴GFR轻度下降，60～89 mL/（min·1.73 mm^2）</td></tr>
</table>

（续上表）

疾病	类别	项目	指南或共识要点	参考资料
肾病综合征	诊断指标	肾小球滤过率（GFR）检查	第3期：GFR中度下降，30～59 mL/（min·1.73 m^2） 第4期：GFR重度下降，15～29 mL/（min·1.73 m^2） 第5期：肾衰竭，<15 mL/（min·1.73 m^2）或肾脏替代治疗	《安徽省成人肾病综合征分级诊疗指南》2016
		血脂检查	高脂血症（血浆中几乎各种脂蛋白成分均增加）	
		肾活检	肾活检明确病理分型（微小病变肾病、肾小球局灶节段硬化、系膜增生性肾炎、膜性肾病、系膜毛细血管性肾炎等）	

（续上表）

疾病	类别	项目	指南或共识要点	参考资料
急性肾衰竭（ARF）	诊断指标	肾功能检查尿常规	根据血肌酐（Scr）和尿量，参考急性肾损伤的分期标准。可分为3期： 1期：Scr增加≥26.4 μmol/L或增至基线的150%～200%（1.5～2倍）；尿量<0.5 mL/（kg·h），时间超过6 h 2期：增至基线的200%～300%（2～3倍）；尿量<0.5 mL/（kg·h），时间超过12 h 3期：增至基线的300%以上（>3倍）或绝对值≥354 μmol/L且急性增高≥44 μmol/L；尿量<0.3 mL/（kg·h），时间超过24 h或无尿12 h	《临床诊疗指南·肾脏病学分册》2009

三、内分泌系统

3.1 内分泌系统常用检验项目

项目	参考范围	临床意义
总三碘甲状腺原氨酸（T_3）	化学发光法：1.2~2.9 nmol/L（80~190 ng/dL）	升高：甲状腺功能亢进症（甲亢）、亚急性甲状腺炎、甲状腺结合球蛋白结合力增高症 降低：轻型甲状腺功能减退症（甲减）、黏液性水肿、呆小症、慢性甲状腺炎、甲状腺结合球蛋白结合力下降、非甲状腺疾病的低T_3综合征等
总甲状腺素（T_4）	化学发光法：64 ~ 154 nmol/L（5 ~ 12 μg/dL）	升高：甲亢、T_3毒血症、大量服用甲状腺素、慢性甲状腺炎恶化期、甲状腺结合球蛋白结合力增高症

（续上表）

项目	参考范围	临床意义
总甲状腺素（T_4）	化学发光法：64～154 nmol/L（5～12 μg/dL）	降低：原发或继发甲减、粘液性水肿、呆小症、抗甲状腺药物、甲状腺结核球蛋白结合力降低、肾病综合征、重症肝病患者、服用苯妥英钠、柳酸制剂等
游离三碘甲状腺原氨酸（FT_3）	化学发光法：2.1～5.4 pmol/L（0.14～0.35 ng/dL）	升高：甲状腺功能亢进包括甲亢危象时，FT_3明显升高。此外，T_3甲亢、GD、初期桥本甲状腺炎，FT_3会升高 降低：甲减、低T_3综合征、黏液性水肿、晚期桥本氏甲状腺炎。应用糖皮质激素、苯妥英钠、多巴胺时也会降低
游离甲状腺素（FT_4）	化学发光法：9.0～25 pmol/L（0.7～1.9 ng/dL）	判断甲状腺功能，甲亢、甲减、甲状腺肿瘤诊断及治疗监测 升高：甲亢包括甲亢危象、多结节性甲状腺肿、GD、初期桥本氏甲状腺炎 降低：甲减、黏液性水肿、晚期桥本氏甲状腺炎等，服用苯妥英钠、糖皮质激素以及部分肾病综合征患者，FT_4也会降低

（续上表）

项目	参考范围	临床意义
促甲状腺素（TSH）	化学发光法： 0.3～4.8 mIU/L 妊娠1～3个月： 0.3～2.5 mIU/L 妊娠4～10个月： 0.3～3.0 mIU/L	升高：原发性甲减、轻度慢性淋巴细胞性甲状腺炎、甲亢接受I^{131}治疗后和某些严重缺碘或地方性甲状腺肿 降低：继发性甲减、甲亢。特别适合于早期诊断或排除小丘脑、垂体对甲状腺进行中枢性调节的功能紊乱型疾病
促甲状腺激素释放激素（TRH）	RIA法： 14～168 pmol/L	升高：甲状腺功能减退，亚急性甲状腺炎 降低：甲亢等
血清反T_3（rT_3）	化学发光法： 0.15～0.45 nmol/L	升高：各种原因所致的甲状腺功能亢进症 降低：各种原因所致的甲状腺功能减退，如慢性淋巴细胞性甲状腺炎、单纯性甲状腺肿等

（续上表）

项目	参考范围	临床意义
血清反T_3（rT_3）	化学发光法：0.15～0.45 nmol/L	甲亢治疗过程如T_4、rT_3均减低提示药物过量，T_3、rT_3均正常说明药量适当，故可用于治疗监测 非甲状腺疾病：各种肝病、肝硬化、肝昏迷、肾病、心肌梗死、严重呼吸和消化系统疾病、传染病、恶性肿瘤、创伤、烧伤、手术、糖尿病等可致rT_3明显升高
甲状腺球蛋白抗体（TGAb）	化学发光法：0～4.0 IU/mL	阳性：有助于对自身免疫性甲状腺疾病做出诊断。在某些正常人群中可检测出TG抗体，且TG抗体阳性率随年龄增加而增加 有3%的正常人血清中能检测到极微量的TM抗体，其结合率低于15%。非自身免疫性甲状腺病，如肿瘤、囊肿、散发性甲状腺肿等，绝大多数结合率低于15%
甲状腺微粒体抗体（TMAb）	化学发光法：0～60 U/mL	

（续上表）

项目	参考范围	临床意义
甲状腺球蛋白抗体（TGAb）	化学发光法：0～4.0 IU/mL	80%～90%桥本氏甲状腺炎患者TG抗体和TM抗体均为强阳性，可作为诊断依据 85%甲状腺毒症患者产生甲状腺自身抗体，18%明显升高且常伴有较严重的甲亢症状，病情缓解时TG抗体和TM抗体水平下降 在鉴别假性甲亢型自身免疫性甲状腺炎方面，TG抗体常为阴性，而TM抗体明显升高。甲亢患者，如TM抗体持续升高则不应考虑手术及I^{131}治疗，应以药物治疗为宜 自身免疫性甲状腺炎和原发性甲减与非自身免疫性甲状腺病患者血清TM抗体水平区别极为显著，是自身免疫性甲状腺炎诊断的一个较特异的指标，若与TG抗体同时检测，可起到相互补充的作用，使阳性检出率达98%～100%
甲状腺微粒体抗体（TMAb）	化学发光法：0～60 U/mL	

（续上表）

项目	参考范围	临床意义
抗甲状腺过氧化物酶（TPOAb）	化学发光法： 0 ~ 9.0 IU/mL	阳性：桥本甲状腺炎（HT）TPO-Ab阳性率可达100%，弥漫性毒性甲状腺肿（GD）和特发性甲状腺功能减退TPOAb阳性率可达60% ~ 70%，明显高于非自身免疫性甲状腺病（AITD）患者。与TGAb、TMAb相比TPO-Ab更具临床意义。TPOAb 水平测定是检测自身免疫性甲状腺疾病的最为灵敏的测试方法
甲状腺球蛋白（TG）	化学发光法： 0 ~ 60 U/mL	升高：甲状腺功能减退症、肝硬化、结缔组织病、多发性骨髓瘤、家族性甲状腺结合球蛋白增多症等 降低：甲状腺功能亢进症治疗前
甲状腺结合球蛋白（TBG）	RIA法： 220 ~ 510 mmol/L （12 ~ 28 mg/L）	升高：孕妇、遗传性高TBG症、病毒性肝炎、肝硬化、结缔组织病、多发性骨髓瘤、急性间歇性卟啉病、使用雌激素或含雌激素的避孕药，奋乃静等药物者

（续上表）

项目	参考范围	临床意义
甲状腺结合球蛋白（TBG）	RIA法： 220 ~ 510 mmol/L （12 ~ 28 mg/L）	降低：使用雄激素、糖皮质激素、苯妥英钠等药物，库欣综合征、肾病综合征、严重营养不良、肝功能衰竭及应激等
促甲状腺素受体抗体（TRAb）	化学发光法： 0 ~ 1.58 IU/L	自身免疫性甲亢的诊断或排除，以及与功能自主性甲状腺多发结节的鉴别诊断。TRAb存在提示患者甲亢是由于自身免疫引起而不是毒性结节性甲状腺肿 监测Graves病患者治疗和复发情况 怀孕最后3个月期间的TRAb测定。因为TRAb是IgG类抗体，可通过胎盘并引起新生儿甲状腺疾病。因此有甲状腺疾病史的患者在怀孕期间测定TRAb对于评估新生儿甲状腺疾病危险程度非常重要

（续上表）

项目	参考范围	临床意义
甲状旁腺素（PTH）	电化学发光法：15～65 ng/L	升高：①原发性甲状旁腺功能亢进症、假性特发性甲状旁腺机能低下；②继发性甲状旁腺功能亢进症、慢性肾功能衰竭、单纯甲状腺肿；③甲状腺功能亢进、老年人、糖尿病性骨质疏松、异位PTH分泌综合征；④药物或化学因素，如磷酸盐、降钙素、氯中毒等 降低：①特发性甲状旁腺功能减退症、低镁血症性甲状旁腺功能减退症，由于PTH分泌减少引起低钙血症；②非甲状腺功能亢进性高钙血症（如恶性肿瘤、结节病、维生素D中毒），由于高钙血症抑制PTH分泌

（续上表）

项目	参考范围	临床意义
抗利尿激素（ADH）	电化学发光法：1.0～1.5 ng/L	增高：恶性肿瘤及中枢神经系统疾病 降低：原发性或因感染、损伤、肿瘤等引起的垂体性尿崩症
尿香草扁桃酸（VMA）	色谱柱比色法：1.9～9.8 mg/24 h尿（9.6～49.5 μmol/24 h尿）	增多：嗜铬细胞瘤、神经节细胞瘤、神经母细胞瘤、皮质醇增多症、原发性醛固酮增多症、先天性心脏病、脑血管障碍、急性肝炎、糖尿病、甲状腺疾病等 减少：苯丙酮尿症、Shy-Drager综合征（特发性体位性低血压）等

（续上表）

项目	参考范围	临床意义
促卵泡激素（FSH）	化学发光法： 男（IU/L）： 1.5～12.4 女（IU/L）： 卵泡期：3.5～12.5 排卵期：4.7～21.5 黄体期：1.7～7.7 绝经期： 25.8～134.8	升高：①原发性卵巢功能低下、卵巢排卵障碍；②早期腺垂体机能亢进、完全性性早熟、原发性不孕、肾上腺皮质激素治疗后；③男性不育症、睾丸精原细胞癌、原发或继发性闭经、溢乳闭经；④垂体FSH瘤，异位激素分泌综合征、Turner综合征 降低：①垂体性或下丘脑性性腺功能减退、腺垂体功能减退、席汉综合征、月经失调、子宫内膜异位症；②月经周期中测定血或尿中的FSH和LH峰，可准确判断排卵期，从而确定受精的最适时间，排卵前可见明显FSH峰，测定FSH的变化有助于鉴别闭经是在卵巢、垂体或下丘脑水平；③男性性功能低下及青春期延迟，在男性其他系统疾病时，血睾酮降低，不伴有FSH增高，提示严重疾病时有下丘脑-垂体-性腺轴的功能受抑

（续上表）

项目	参考范围	临床意义
促黄体生成素（LH）	化学发光法： 男（IU/L）： 1.7～8.6 女（IU/L）： 卵泡期：2.4～12.6 黄体期：1.0～11.4 排卵期：14～95.6 绝经期：7.7～58.5	血清中LH在排卵时出现在时间上比雌二醇、FSH更为准确的峰值，是目前首选的判定排卵的指标 增高：多囊卵巢综合征等。绝经期卵巢功能及雌激素水平下降，导致下丘脑负反馈控制的消除，LH水平明显增高 降低：垂体功能障碍，可导致不孕症

（续上表）

项目	参考范围	临床意义
雌二醇（E2）	化学发光法： 男（ng/L）： 0～10岁：0～20 >11岁： 7.63～42.6 女（ng/L）： 0～10岁：6～27 排卵期： 85.8～498 黄体期： 43.8～211 卵泡期： 12.5～166 绝经期：0～54.7	增高：妊娠、多胎妊娠、糖尿病孕妇、肝硬化、卵巢癌、浆液性囊腺癌、心脏病、系统性红斑狼疮、男性乳腺发育症、女性性早熟 降低：妊娠高血压综合征（特低者提示宫内胎儿死亡，畸形，无脑儿，垂体性闭经或卵巢性不孕）、皮质醇增多症、妊娠期吸烟妇女、葡萄胎患者、更年期综合征等

（续上表）

项目	参考范围	临床意义
孕酮（Prog）	化学发光法： 男（μg/L）： 0.2～1.4 女（μg/L）： 排卵期：0.8～3.0 黄体期：1.7～27 卵泡期：0.31～1.52 绝经期：0.1～0.8	升高：葡萄胎、妊娠高血压综合征、原发性高血压、先天性肾上腺增生症、糖尿病孕妇、先天性17羟孕酮发生障碍所致肾上腺皮质综合征、卵巢颗粒层膜细胞瘤、卵巢脂肪样瘤 降低：先兆流产、宫外孕、早产、死胎、闭经、不孕症、先天性卵巢发育不全症、黄体功能不全、绒毛膜上皮细胞癌、严重妊高症、肾上腺和甲状腺功能严重失调等

（续上表）

项目	参考范围	临床意义
睾酮（Testo）	化学发光法： 男（μg/L）： 0～18岁：0～8.22 19～49岁： 2.49～8.36 >50岁：1.93～7.4 女（μg/L）： 0～18岁： 0.025～0.383 19～49岁： 0.084～0.481 >50岁： 0.029～0.408	升高：男性性早熟、肾上腺皮质增生、肾上腺皮质肿瘤（腺癌显著增高，腺瘤亦常增高）、女性多毛症、女性男性化、多囊卵巢综合征、卵巢雄性化肿瘤、中晚期孕妇、男女松果体瘤、特发性多毛症（毛孩）等 降低：垂体病变、手术、感染、病理损伤等因素造成的睾丸功能低下，21–三体综合征，尿毒症，肌强直营养不良症，肝功能不全，隐睾症，原发性或继发性性腺功能减退症，先天性睾丸发育不全，睾丸炎症或强X线照射后，男性性功能减退等

（续上表）

项目	参考范围	临床意义
皮质醇 （COR）	电化学发光法： ①7～10时： 71.0～536.0 nmol/L ②16～20时： 64.0～340.0 nmol/L	增高：①皮质醇增多症、胰岛炎、妊娠中毒、甲状腺机能减退、男性女性化、不平衡性糖尿病；②肢端肥大症、癌症、肝损伤、肾血管性高血压、垂体机能亢进等 降低：①肾上腺皮质功能低下、长期应用类固醇激素、垂体机能减退、合并继发性肾上腺皮质衰竭；②肾上腺切除术后及严重感染的低血压症患者、艾迪生病、席汉病

（续上表）

项目	参考范围	临床意义
垂体催乳素或泌乳素（PRL）	化学发光法： 男性（nmol/L）： 45～375 女性（nmol/L）： 未怀孕：59～619 怀孕期： 206～4420 绝经期：38～430	增多： ①某些生理情况：新生儿期、月经排卵期、妊娠、胸壁刺激、产后、哺乳期、活动过度、应激状态、夜间睡眠等；②药物性增高：雌激素、利舍平、雷尼替丁、氯丙嗪、甲基多巴、西咪替丁、阿片等；③垂体病变：垂体泌乳素瘤，垂体其他内分泌瘤、脑膜瘤、肢端肥大症、库欣综合征；④丘脑病变：肿瘤、肉瘤、垂体蒂肿、浸润性病变、脑膜炎、功能性紊乱、青春期下丘脑综合征、产后闭经-溢乳综合征；⑤其他内分泌和非内分泌疾病：原发性甲状腺功能减退症伴闭经、肢端肥大症、卵巢全部或部分切除、慢性肾功能衰竭、肝硬化；⑥非内分泌肿瘤伴

（续上表）

项目	参考范围	临床意义
垂体催乳素或泌乳素（PRL）	化学发光法： 男性（nmol/L）：45～375 女性（nmol/L）： 未怀孕：59～619 怀孕期：206～4420 绝经期：38～430	异位PRL分泌症群、肾癌、肺癌；⑦男性性功能低下伴骨质疏松者；⑧产后闭经综合征（Chiari-Frommel综合征）、多毛症；⑨其他：特发性溢乳、糖尿病、肝病、肾衰、呼吸困难、呼吸衰竭、结节病等 减少：垂体功能减低、席汉综合征、单一性PRL分泌缺乏症、原发性不孕症、多囊性卵巢综合征、功能失调性子宫出血、乳腺癌全切除后等

（续上表）

项目	参考范围	临床意义
促肾上腺皮质激素（ACTH）	电化学发光法：0～46 pg/mL	增高：①原发性肾上腺机能不全（Addison病）、ACTH不敏感综合征及ACTH受体异常；②垂体瘤引起的继发性库欣综合征；③双侧肾上腺皮质增生、脑垂体原发或继发性ACTH腺瘤；④异位ACTH分泌综合征、肺癌、神经性畏食、妊娠、应激状态；⑤原发性库欣综合征、肾上腺皮质肿瘤，应用大剂量皮质激素
尿儿茶酚胺（CA）	RIA法：81.9～109.2 nmol/24 h尿	增高：嗜铬细胞瘤、成纤维细胞瘤、神经母细胞瘤、神经节瘤、心肌梗塞、重症肌无力及剧烈运动后等 降低：胶原病（如风湿热等）、营养不良、家族性自主神经功能失常、肾上腺切除和神经节药物封闭。利血平、哌替啶（度冷丁）等药物也能引起抑制作用

（续上表）

项目	参考范围	临床意义
醛固酮（ALD）	尿醛固酮RIA法：2.8～27.7 nmol/24 h尿	增多：原发性醛固酮增多症，如肾上腺皮质腺瘤及癌肿；继发性醛固酮症，如充血性心力衰竭、肝硬化腹水、肾病综合征、Bartter综合征、创伤后、特发性水肿、恶性高血压、肾小管酸中毒、肾上腺增生等 降低：肾上腺皮质功能减退症、库欣综合征、11β-羟化酶缺乏等
尿游离皮质醇（FUCOR）	RIA法： 平均值165.5±9.6 nmol/24 h尿	增多：肾上腺皮质功能亢进、垂体ACTH肿瘤、异位ACTH分泌肿瘤、腺瘤或腺癌、各种应激、情绪激动、体力活动、妊娠、口服避孕药、肥胖等 减少：皮质功能减低，<27.6 nmol/24 h（10 μg/24 h）可排除Cushing综合征，但低值不能确认皮质功能低下，因留取标本、肾脏疾病等因素可导致错误结果，应做兴奋试验

（续上表）

项目	参考范围	临床意义
尿17-羟皮质类固醇（17-OHCS）	色谱柱比色法： 8岁以下： ＜4.1 μmol/24 h尿（1.5 mg/24 h尿） 12岁以上： ＜12.4 μmol/24 h尿（4.5 mg/24 h尿） 成年男性： 8.3～33.2 μmol/24 h尿（4.5～12 mg/24 h尿） 成年女性： 6.9～27.6 μmol/24 h尿（2.5～10 mg/24 h尿）	增多：①库欣综合征、异位ACTH肿瘤；②肾上腺性征异常综合征、11-β羟化酶缺乏症，甲状腺功能亢进症、肥胖症、手术、各种应激等 减少：①肾上腺皮质功能减低（原发或继发）、艾迪生（Addison）病，血浆ACTH升高，ACTH刺激试验无反应或反应减低，垂体功能减低症，如ACTH单独缺乏症、Simmonds-sheehan综合征，先天性肾上腺皮质增生症，21-羟化酶缺陷症、17-羟化酶缺陷症；②医源性皮质功能减低症，如长期使用皮质类固醇激素，肾上腺皮质废用性萎缩；③其他原因，如甲状腺功能减退症、肝硬化、肾功能不全等

（续上表）

项目	参考范围	临床意义
尿17–酮皮质类固醇（17–KS）	Zimmerman法： 男：8.2～17.8 mg/24 h尿 女：6.0～15 mg/24 h尿	升高：肾上腺皮质功能亢进、垂体前叶功能亢进、睾丸间质细胞瘤、肾上腺性征异常症、甲亢，以及应用促肾上腺皮质激素、雄性激素和皮质激素后 降低：肾上腺皮质功能减退、垂体前叶功能减退、睾丸功能减退、性腺功能减退、慢性消化性疾病、肝硬化和甲状腺功能减退等
生长激素（GH）	ELISA法： 男：0.09～3.83 ng/mL 女：0.10～7.00 ng/mL	增高：垂体肿瘤、生长激素瘤、巨人症、手术后、低血糖反应、应激反应、进蛋白餐后、雌、雄性激素治疗后、溴隐亭治疗失败、糖尿病控制不良 降低：全垂体功能低下、垂体性侏儒、高泌乳素血症、生理性降低（如休息、肥胖等）、医源性降低（高血糖，皮质类固醇过多，服用生长激素抑制素氯丙嗪、利舍平）

（续上表）

项目	参考范围	临床意义
胰岛素样生长因子-1（IGF-1）	RIA法： 成人（μg/L）： 21～30岁：165～434 31～40岁：155～329 41～50岁：115～286 51～60岁：100～285 61～72岁：69～262 儿童（μg/L）： 6～8岁：50～250 11～16岁：180～800	升高：卵巢癌、结直肠癌、前列腺癌等肿瘤 降低：小儿营养不良、生长缓慢、胎儿宫内发育迟缓，一些早产儿出生时伴有视网膜疾病、大脑发育不良、高血压等与低IGF-1水平有关，慢性炎症性疾病、骨质疏松症、AIDS、肝功能不全、危重患者等

（续上表）

项目	参考范围	临床意义
25-羟基维生素D（25-OH-VD）（包括：25-羟基维生素D_2，25-羟基维生素D_3）	RIA法（ng/L）： 成人：30～80 老人：25～60 孕妇：130～400 儿童：40～100	生理性增高：生长期和妊娠 增高：甲状旁腺功能亢进、结节病、淋巴瘤、每天摄入维生素D持续一段时间或紫外线照射 降低：儿童佝偻病和成年人的软骨病等。心脏病、肺病、癌症、糖尿病、高血压、精神分裂症和多发性硬化等疾病形成与缺乏维生素D密切相关

3.2 内分泌系统疾病指南解读

疾病	类别	项目	指南或共识要点	参考资料
甲状腺功能亢进症	诊断指标	敏感促甲状腺激素（sTSH）	灵敏度为0.01～0.02 mIU/L称为敏感TSH（sTSH），是国际公认的诊断甲亢的首选指标，可作为单一指标进行甲亢筛查[3] 手术后每6～8周检测1次血清（sTSH）水平。（sTSH）水平正常且稳定后，每年至少复查1次[2]	［1］《甲亢和其他病因导致的甲状腺毒症诊治指南》2016 ［2］《甲亢和其他病因甲状腺毒症诊治指南》2011 ［3］《中国甲状腺疾病诊治指南》2007

（续上表）

疾病	类别	项目	指南或共识要点	参考资料
甲状腺功能亢进症	诊断指标	总甲状腺素（TT_4）、总三碘甲状腺原氨酸（TT_3）、游离甲状腺素（FT_4）、游离三碘甲状腺原氨酸（FT_3）	育龄期女性实施I^{131}治疗后1～2个月的随访应包括测定FT_4和TT_3水平，若患者甲状腺毒症持续存在，则每隔4～6周监测生化指标。TSH在甲亢缓解后会持续抑制数月或更久，故应联合测定FT_4和TT_3以谨慎解释TSH[2] 临床甲亢的判断：TT_3、FT_4、FT_3、TT_4增高，TSH降低，T_3型甲亢时仅有TT_3、FT_3增高。FT_4和FT_3水平不受TBG的影响，较TT_4、TT_3测定更准确反映甲状腺功能状态[3]	［1］《甲亢和其他病因导致的甲状腺毒症诊治指南》2016 ［2］《甲亢和其他病因甲状腺毒症诊治指南》2011 ［3］《中国甲状腺疾病诊治指南》2007

（续上表）

疾病	类别	项目	指南或共识要点	参考资料
甲状腺功能亢进症	筛查及监测指标	TPOAb、TgAb	TPOAb和TgAb的阳性率在Graves病患者中显著升高，是自身免疫病因的佐证[3]	[1]《甲亢和其他病因导致的甲状腺毒症诊治指南》2016 [2]《甲亢和其他病因甲状腺毒症诊治指南》2011 [3]《中国甲状腺疾病诊治指南》2007
		甲状腺刺激抗体（TSAb）	TSAb是Graves病的致病性抗体，该抗体阳性说明甲亢病因是Graves病。TSAb也作为判断Graves病预后和抗甲状腺药物停药的指标。因可以通过胎盘导致新生儿甲亢，故对新生儿甲亢有预测作用[3]	

（续上表）

疾病	类别	项目	指南或共识要点	参考资料
甲状腺功能亢进症	筛查及监测指标	促甲状腺素受体抗体（TRAb）、血清钙（Ca）、甲状旁腺激素（PTH）	TRAb的检测对Graves病（GD）和Graves眼病（GO）的病因学诊断具有极高的灵敏度（95%）和特异性（99%），已列为常规诊断。建议在停用抗甲状腺药物（ATD）前检测TRAb水平，以帮助预测患者能否断药。TRAb检测对妊娠期甲亢的治疗有重要价值，尤其在妊娠期甲亢病因不明时[2]。2016年版指南建议将TRAb作为妊娠期、哺乳期或近期有碘暴露史Graves病首选的诊断手段[1] 术后应常规检测血清钙或甲状旁腺激素水平，并根据检测结果补充钙剂和骨化三醇。术后无不适、血清总钙≥1.95 mmol/L且无下降趋势者可予出院；PTH<10～15pg/mL者需补充钙剂和骨化三醇[2]	［1］《甲亢和其他病因导致的甲状腺毒症诊治指南》2016 ［2］《甲亢和其他病因甲状腺毒症诊治指南》2011 ［3］《中国甲状腺疾病诊治指南》2007

四、血液系统

4.1 血液系统常用检验项目

项目	参考值	临床意义
红细胞计数（RBC）	成年男性：（4.0~5.5）× 10^{12}/L 成年女性：（3.5~5.0）× 10^{12}/L 新生儿：（6.0~7.0）× 10^{12}/L	增多：相对性增多，如脱水等；绝对性增多，如慢性肺心病、肿瘤、先天性心脏病等；真性红细胞增多症 减少：贫血，如造血不良、红细胞过度破坏、失血等
血红蛋白测定（Hb）	成年男性：120~160 g/L 成年女性：110~150 g/L	贫血分级：轻度男性90~120 g/L，女性90~110 g/L；中度60~90 g/L；重度30~60 g/L；极重度<30 g/L

（续上表）

项目	参考值	临床意义
血红蛋白测定（Hb）	成年男性：120～160 g/L 成年女性：110～150 g/L	增多： 相对性增多：脱水、血液浓缩等 绝对性增多：①继发性：缺氧代偿增加、慢性肺心病、肿瘤、先天性心脏病等；②原发性：真性红细胞增多症 减少： 生理性：孕妇、婴幼儿、老年人等 病理性：①红细胞生成减少，如缺铁性贫血、巨幼细胞性贫血、再生障碍性贫血、白血病等；②红细胞破坏过多，如溶血性贫血、异常血红蛋白病、珠蛋白生成障碍型贫血、PNH、G6PD缺乏、免疫性溶血性贫血、脾功能亢进症、失血性贫血等

（续上表）

项目	参考值	临床意义
白细胞计数（WBC）	成人：（4～10）×10^9/L 儿童：（5～12）×10^9/L 新生儿：（15～20）×10^9/L	中性粒细胞增多： 反应性：细菌感染、严重组织损伤、急性大出血、溶血、中毒、恶性肿瘤、器官移植术后排斥、类风湿性关节炎、自身免疫性关节炎、白血病等 生理性：新生儿、妊娠末期、分娩、运动劳动后、饱餐或沐浴后出现一过性增加
血小板计数（PLT）	（100～280）×10^9/L	增多：骨髓增生性疾病（慢性粒细胞白血病，真性红细胞增多症），原发性血小板增多症，急性大出血、急性溶血、急性化脓性感染，脾切除手术 减少：①血小板生成障碍（如急性白血病、再生障碍性贫血等）；②血小板破坏过多（如ITP、脾功能亢进症、SLE等）；③血小板消耗增多（DIC、血栓性血小板减少性紫癜等）

（续上表）

项目	参考值	临床意义
白细胞分类计数	中性杆状核粒细胞：0.01 ~ 0.05 中性分叶核粒细胞：0.50 ~ 0.70	中性粒细胞减少：病毒感染、血液病（如再生障碍性贫血、中性粒细胞缺乏症、骨纤维异常增殖症、恶性组织细胞病等）药物或理化因素、红斑狼疮、脾功能亢进
	嗜酸性粒细胞：0.005 ~ 0.05	增多：①变态反应性疾病，如支气管哮喘、药物过敏、荨麻疹、血管神经性水肿、湿疹等；②寄生虫病，如钩虫、蛔虫、血吸虫、并殖吸虫、丝虫等；③血液病，如慢性粒细胞白血病、嗜酸粒细胞白血病、霍奇金病等；④恶性肿瘤、传染病恢复期、肾上腺皮质功能减退症等 减少：①伤寒、副伤寒；②应激状态，如急性传染病的极期；③休克、库欣综合征等

（续上表）

项目	参考值	临床意义
白细胞分类计数	嗜碱性粒细胞：0 ~ 0.01	增多：慢性粒细胞白血病、嗜碱性粒细胞白血病、转移癌、骨髓纤维化、慢性溶血等 减少：一般无意义
	淋巴细胞：0.20 ~ 0.40	增多： 感染性疾病：①病毒感染，如麻疹、风疹、水痘、流行性腮腺炎、传染性单核细胞增多症、病毒性肝炎、肾综合征出血热等；②杆菌感染，如结核病、百日咳、布氏杆菌病等 血液病，如急性或慢性淋巴瘤、急性传染病恢复期 减少：应用糖皮质激素、烷化剂、接触放射线、免疫缺陷性疾病等

（续上表）

项目	参考值	临床意义
白细胞分类计数	单核细胞：0.03～0.08	增多：①生理性（婴儿、儿童）；②感染（感染性心内膜炎、活动性结核、疟疾、急性感染恢复期）；③血液病（单核细胞白血病、粒细胞缺乏症恢复期）
血细胞比容（HCT）	男性：0.40～0.50 女性：0.37～0.48 新生儿：0.49～0.60	增高：大面积烧伤或脱水病人 减低：各种贫血
平均红细胞容积（MCV）	80～100 fl	增大：①大细胞性贫血，如营养不良性巨幼细胞性贫血（营养不良、吸收不良、胃切除术后等）；②恶性贫血，如叶酸、维生素B_{12}缺乏，酒精性肝硬化，甲状腺功能减退等 降低：小细胞性贫血，如缺铁性贫血、地中海贫血、遗传性球形红细胞增多症等

（续上表）

项目	参考值	临床意义
平均红细胞血红蛋白含量（MCH）	27～34 pg	升高：大细胞性贫血、恶性贫血、叶酸缺乏、长期饥饿、网织红细胞增多症 降低：单纯小细胞性贫血、小细胞低色素性贫血、缺铁性贫血、慢性失血性贫血、妊娠、地中海贫血、铁粒幼红细胞贫血、巨幼细胞性贫血等
平均红细胞血红蛋白浓度（MCHC）	320～360 g/L	升高：高色素性贫血、严重呕吐、频繁腹泻、真性红细胞增多症、慢性一氧化碳中毒、心力衰竭等 降低：小细胞低色素性贫血
红细胞体积分布宽度（RDW）	RDW＜0.15 RDW－CV：11.5%～14.5%	增高：缺铁贫早期和恢复期、溶血性贫血、巨幼细胞性贫血

（续上表）

<table>
<tr><th>项目</th><th>参考值</th><th>临床意义</th></tr>
<tr><td>网织红细胞计数(RET)</td><td>RET百分率
成人：0.5%～1.5%
新生儿：3%～6%
RET绝对值（成人）：（24～84）×10^9/L</td><td>贫血病人给予有关抗贫血药物后，RET增高说明治疗有效，反之说明无效，溶血性贫血及失血性贫血病人病程中，RET逐渐降低表示溶血或出血已得到控制</td></tr>
<tr><td>高荧光强度网织红细胞</td><td>0.009～0.043</td><td rowspan="3">高荧光强度网织红细胞代表新生成的较幼稚的网织红细胞
低荧光强度网织红细胞代表衰老的网织红细胞
中荧光强度网织红细胞介于上两者之间
增高：表示骨髓造血功能旺盛，增生性贫血均可增多，溶血性贫血增加尤为显著，网织红细胞增高可达20%以上；急性失血后5～10天达高峰，高荧光强度网织红细胞和/或中荧光强度网织红细胞升高早而明显，网织红细胞是抗贫血治疗和骨髓移植检测骨髓造血功能常用的指标
减低：再生障碍性贫血</td></tr>
<tr><td>低荧光强度网织红细胞</td><td>0.813～0.909</td></tr>
<tr><td>中荧光强度网织红细胞</td><td>0.072～0.154</td></tr>
</table>

4.2 红细胞形态异常

异常形态	具体描述	临床意义
球性红细胞	直径缩小(<6 μm)，厚度增加	遗传性球形红细胞增多症（一般大于25%）、自身免疫性溶血性贫血
靶形红细胞	呈靶形	珠蛋白生成障碍性贫血、某些血红蛋白病、脾切除术后及肝病等
椭圆形红细胞	长径增大，短径缩小，呈椭圆形	遗传性或获得性椭圆形红细胞增多症（常多于25%），巨幼红细胞性贫血及恶性贫血
镰形红细胞	如镰刀形、柳叶状等	镰形红细胞性贫血
红细胞缗钱状	呈平行叠串状排列	骨髓瘤、高球蛋白血症、高纤维蛋白血症等
碎裂红细胞		弥散性血管内凝血（DIC）、微血管病性溶血、癌转移、心脏瓣膜病、尿毒症、重症缺铁性贫血等

（续上表）

异常形态	具体描述	临床意义
棘形红细胞		见于先天性无β-脂蛋白血症、酒精性肝硬化合并溶血状态、肾功能衰竭、红细胞丙酮酸激酶缺乏症（PKD）、某些病例使用肝素后
口形红细胞		遗传性口形红细胞增多症、酒精中毒等
咬痕红细胞		Heinz体贫血、不稳定血红蛋白病、珠蛋白生成障碍性贫血等
泪滴形红细胞		骨髓增殖性疾病、恶性贫血、珠蛋白生成障碍性贫血等
半月形红细胞		疟疾、某些增生性贫血等

4.3 中性粒细胞毒性变化

异常形态	具体描述	临床意义
大小不均	中性粒细胞大小相差悬殊	在严重传染病、化脓性感染、中毒、恶性肿瘤、大面积烧伤等情况下，中性粒细胞可能出现的形态改变，这些变化反映细胞损伤的程度，可以单独出现，也可同时出现
中毒颗粒	比正常中性颗粒粗大，大小不等，分布不均匀，染色较深，呈黑色或紫黑色	
空泡	单个或多个，大小不等	
Dohle体	是中性粒细胞胞质因毒性变而保留的嗜碱性区域，呈圆形、梨形或云雾状，界限不清，染成灰蓝色，直径约1～2 μm，亦可见于单核细胞	
退行性变	胞体肿大，结构模糊，边缘不清晰，核固缩，核肿胀，核溶解等	

4.4 中性粒细胞的其他异常形态

异常形态	具体描述	临床意义
巨多分叶核中性粒细胞	细胞体积较大，直径16～25 μm，核分叶常在5叶以上，甚至在10叶以上，核染色质疏松	巨幼细胞性贫血、抗代谢药物治疗后
棒状小体（Auer小体）	细胞质中出现呈紫红色细杆状物质，长约1～6 μm，1条或数条	急性白血病，尤其是颗粒增多型早幼粒细胞白血病（M3型）可见数条至数十条成束的棒状小体，急性单核细胞白血病可见1条细长的棒状小体，而急性淋巴细胞白血病则不出现棒状小体
Pelger-Huet畸形	细胞核为杆状或分2叶，呈肾形或哑铃形，染色质聚集成块或条索网状	常染色体显性遗传性异常，也可继发于某些严重感染、白血病、骨髓增生异常综合征、肿瘤转移、某些药物（如秋水仙胺）治疗后

（续上表）

异常形态	具体描述	临床意义
Chediak-Higashi畸形	细胞质内含有数个至数十个包涵体，直径约2～5 μm，呈紫蓝、紫红色	Chediak-Higashi综合征，为常染色体隐性遗传
Alder-Reilly畸形	细胞质内含有巨大、深染的嗜天青颗粒，染深紫色	脂肪软骨营养不良、遗传性黏多糖代谢障碍，为常染色体隐性遗传
May-Hegglin畸形	细胞质内含有淡蓝色包涵体	严重感染，为常染色体显性遗传

4.5 异型淋巴细胞形态

异型淋巴细胞	具体描述	临床意义
Ⅰ型（空泡型，浆细胞型）	胞体比正常淋巴细胞稍大，多为圆形、椭圆形、不规则形；核圆形、肾形、分叶状，常偏位；染色质粗糙，呈粗网状或小块状，排列不规则；胞质丰富，染深蓝色，含空泡或呈泡沫状	在传染性单核细胞增多症、病毒性肺炎、病毒性肝炎、流行性出血热等病毒性感染或过敏原刺激下，可使淋巴细胞增生，出现某些形态学变化，称为异型淋巴细胞
Ⅱ型（不规则型，单核细胞型）	胞体较大，外形常不规则，可有多个伪足；核形状及结构与Ⅰ型相同，或更不规则；染色质较粗糙致密；胞质丰富染淡蓝或灰蓝色，有透明感，边缘处着色较深，一般无空泡，可有少数嗜天青颗粒	
Ⅲ型（幼稚型）	胞体较大；核圆形、卵圆形；染色质细致呈网状排列，可见1～2个核仁；胞质深蓝色，可有少数空泡	

4.6 异常淋巴细胞

异常淋巴细胞	具体描述	临床意义
放射线损伤后淋巴细胞形态变化	核固缩，核破碎，双核，卫星核淋巴细胞（胞质中主核旁出现小核）	淋巴细胞受电离辐射后出现形态学改变
淋巴细胞性白血病时形态学变化	出现各阶段原幼细胞	急、慢性淋巴细胞白血病

4.7 异常形态浆细胞

浆细胞	具体描述	临床意义
正常浆细胞	直径8～9 μm，胞核圆、偏位，染色质粗块状，呈车轮状或龟背状排列，胞质灰蓝色、紫绛色，有泡沫状空泡，无颗粒	外周血出现浆细胞，见于传染性单核细胞增多症、流行性出血热、弓形体病、梅毒、结核病等

（续上表）

浆细胞	具体描述	临床意义
Mott细胞	浆细胞内充满大小不等、直径2～3 μm的蓝紫色球体，呈桑椹样	反应性浆细胞增多症、疟疾、黑热病、多发性骨髓瘤
火焰状浆细胞	浆细胞体积大，胞质红染，边缘呈火焰状	IgA型骨髓瘤
Russell小体	浆细胞内有数目不等、大小不一、直径2～3 μm的红色小圆球	多发性骨髓瘤、伤寒、疟疾、黑热病等

4.8 贫血的形态学分类鉴别表

贫血的形态学分类	MCV（fl）	MCH（Pg）	MCHC（g/L）	病因
正常细胞性贫血	80～100	27～34	320～360	急性失血、急性溶血、造血功能下降（再生障碍性贫血）、白血病等
大细胞性贫血	＞100	＞34	320～360	缺乏叶酸及维生素B12引起巨幼细胞性贫血
单纯小红细胞性贫血	＜80	＜27	320～360	尿毒症、慢性炎症、感染、肝病、恶性肿瘤等所致的贫血
小红细胞低色素性贫血	＜80	＜27	＜320	慢性失血性贫血，缺铁性贫血、珠蛋白生成障碍性贫血、铁粒幼细胞性贫血

4.9 根据MCV、RDW的贫血形态学分类

贫血类型	MCV	RDW	病因
大细胞均一性贫血	增大	正常	部分再障
大细胞非均一性贫血	增大	增高	巨幼贫、MDS
正常细胞均一性贫血	正常	正常	急性失血性贫血

4.10 骨髓细胞学检验正常范围及临床意义

	分五级	临床意义
骨髓有核细胞增生程度	增生极度减低： 成熟RBC：有核细胞约为300：1	急性再生障碍性贫血等贫血
	增生减低：50：1	慢性再生障碍性贫血
	增生活跃：20：1	健康人或某些贫血
	增生明显活跃：10：1	各类白血病或增生性贫血
	增生极度活跃：1：1	各类急性白血病

（续上表）

	粒系细胞总百分率与幼红细胞总百分率的比值（M：E）	临床意义
粒红比值	（2～4）：1	正常骨髓象，或粒红两系以外的造血系统疾病和粒红两系平行减少或增多的疾病
	>4：1	粒系细胞增多，如慢性髓细胞白血病，急性化脓性感染或红系细胞减少
	<2：1	粒系细胞比例减少，如增生性贫血，红系细胞增多，如巨幼细胞性贫血

4.11 溶血性贫血检验项目

项目	参考值	临床意义
血浆高铁血红蛋白	阴性	若有血管内溶血，血清结合珠蛋白（Hp）已不存在时，血浆高铁血红素白蛋白仍存在，能被查出
血浆游离血红蛋白	<40 mg/L	血管内溶血血浆游离血红蛋白显著升高 珠蛋白生成障碍性贫血、自身免疫性溶血性贫血轻度增高 血管外溶血、红细胞膜缺陷（遗传性球形红细胞增多症）不增高
血清结合珠蛋白（Hp）	0.8～2.7 g/L	增高：妊娠、慢性感染、恶性肿瘤、SLE、类风湿性关节炎、胆道梗阻 减低：各种溶血、肝脏疾病或无结合球蛋白血症、巨幼细胞贫血、先天性无结合珠蛋白血症

（续上表）

项目	参考值	临床意义
红细胞渗透脆性试验	开始溶血：0.44%～0.42% 完全溶血：0.34%～0.32%	脆性增高：遗传性球形红细胞增多症、椭圆形红细胞增多症等 降低：阻塞性黄疸、球蛋白生成障碍性贫血、靶形红细胞增多性贫血、缺铁性贫血和脾切除术后
红细胞渗透脆性孵育试验	中间脆性：（4.65～5.90）/L	遗传性球形红细胞增多症和椭圆形红细胞增多症，中间脆性增加在6.00/L以上 丙酮酸激酶缺乏症等酶缺陷性溶血性贫血者孵育脆性亦增加

（续上表）

项目	参考值	临床意义
自身溶血试验及其纠正试验	48 h内不加纠正物的溶血度<3.5%，加葡萄糖的溶血度为<1.0%，加ATP的溶血度<1.0%	正常血液无溶血或甚少溶血，有膜缺陷患者自身溶血增加 G6PD缺乏症自身溶血轻度增加，并能被葡萄糖纠正 获得性溶血性贫血自身溶血轻度增加，加葡萄糖不能被纠正 药物中毒时自身溶血可出现阳性结果
高铁血红蛋白还原试验	正常还原率>75%	31%～34%为中间反应型（G6PD缺乏杂合子） <30%为G6PD显著缺陷（半合子或纯合子）

（续上表）

项目	参考值	临床意义
G6PD缺陷变性珠蛋白小体试验	正常对照常低于30%	G6PD缺陷症和还原型谷胱甘肽缺乏症常高于45%
G6PD荧光斑点试验	正常人纸片上可见明亮的荧光	G6PD缺乏者纸片上的红细胞缺乏荧光
G6PD活性	Zinkham法： (12.10±2.09) IU/gHb (37 ℃)	G6PD缺乏者酶活性减少 新生儿血和网织红细胞酶活性较高
丙酮酸激酶荧光点试验	正常丙酮酸激酶（PK）活性荧光在20 min内消失	PK严重缺乏值（纯合子）荧光60 min不消失 PK中间缺乏值（杂合子）荧光25 ~ 60 min消失

（续上表）

项目	参考值	临床意义
丙酮酸激酶活性	Blume法： (15.00± 1.99) IU/gHb (37℃)	纯合子PK值在正常活性的25%以下 杂合子的PK值为正常活性的25%～50%
血红蛋白电泳	HbA：96%～98% HbA2：1.2%～3.5% HbF：1%～2%	可发现异常血红蛋白及各血红蛋白成分比例是否正常
抗碱血红蛋白（HbF）	2岁后至成人<2.5%	珠蛋白生成障碍性贫血HbF增加 骨髓纤维化、恶性肿瘤骨髓转移、急性或慢性白血病等HbF相对增加 孕妇和新生儿HbF生理性增加

（续上表）

项目	参考值	临床意义
HbF酸洗脱法检测	成人含HbF的红细胞占1%，新生儿占80%～90%	重型珠蛋白生成障碍性贫血大多数红细胞染成红色，轻型只有少数 胎儿向母亲输血，母血中含HbF的红细胞增多 遗传性胎儿血红蛋白持续综合征染成红色的细胞占100%
异丙醇沉淀试验	阴性	不稳定血红蛋白（包括HbH）于20 min内沉淀逐渐增加，甚至成絮状或粗颗粒状，但血液中含有HbF和HbE可出血假阳性
热变性试验	＜1%	同异丙醇试验

（续上表）

项目	参考值	临床意义
抗人球蛋白试验（Coombs试验）	直接抗人球蛋白试验（DAGT）：阴性 间接抗人球蛋白试验（IAGT）：阴性	DAGT阳性：自身免疫性贫血、冷凝集素综合征、阵发性寒冷性血红蛋白尿、药物致免疫性溶血性贫血、输血引起溶血性贫血和新生儿同种免疫性溶血性贫血
冷凝集素试验	<1∶40	冷凝集素综合征患者阳性，效价1∶1 000，以1∶3 000多见 支原体肺炎、传染性单核细胞增多症、疟疾、肝硬化、淋巴瘤及多发性骨髓瘤者亦可升高，但不超过1∶4 000
冷热溶血试验	阴性	阵发性寒冷性血红蛋白尿症患者Donath-Landsteiner抗体（D-L抗体）效价升高，常>1∶40～64，或更高

（续上表）

项目	参考值	临床意义
酸化血清溶血试验（Ham试验）	阴性	阵发性睡眠性血红蛋白尿症（PNH）Ham试验阳性，具有特异性 红细胞生成障碍性贫血（CDA Ⅱ型）Ham试验阳性 球形红细胞可呈假阳性
蔗糖溶血试验	阴性	PNH患者试验阳性；白血病、骨髓硬化假阳性
血清铁	成年男性：11 ~ 30 μmol/L 成年女性：9 ~ 27 μmol/L	增高：肝脏疾病、造血不良、无效性增生、慢性溶血、反复输血和铁负荷过重 降低：缺铁性贫血、失血、营养缺乏、发炎、感染和慢性病

（续上表）

项目	参考值	临床意义
血清铁蛋白	成人：14 ~ 300 μg/L 小儿低于成人，青春期至中年，男性高于女性	升高：肝脏疾病、血色病、急性感染和恶性肿瘤 降低：缺铁性贫血早期、失血、营养缺乏和慢性贫血等
血清总铁结合力(TIBC)	48.3 ~ 68 μmol/L	增高：缺铁性贫血、红细胞增多症 降低或正常：肝脏疾病、恶性肿瘤、感染性贫血、血色病和溶血性贫血，显著降低者见于肾病综合征

（续上表）

项目	参考值	临床意义
转铁蛋白饱和度（TS）	20%～55%	增高：铁利用障碍，如铁粒幼细胞贫血、再生障碍性贫血；铁负荷过重，如血色病早期，贮存铁增加不显著，但血清铁已增加，TS＞70%，这是诊断的可靠指标 降低：缺铁性贫血，炎症等
转铁蛋白	免疫比浊法：28.6～51.9 μmol/L	增高：缺铁性贫血、妊娠 降低：肾病综合征、肝硬化、恶性肿瘤、炎症
红细胞内游离原卟啉（FEP）	男性：（0.78±0.22）μmol/L红细胞 女性：（1.0±0.32）μmol/L红细胞	增高：缺铁性贫血、铁粒幼细胞贫血、先天性铁络合酶缺陷症、无效造血和吡哆醇缺乏症 FEP/Hb比值更敏感，缺铁性贫血时FEP/Hb＞4.5 μg/gHb，铅中毒时比值更高

4.12 血液病基因检验

项目	疾病	相关基因
血液病基因检验（FISH，PCR定性或定量）	慢性粒细胞白血病（CML）	BCR/ABL1融合基因，ABL1激酶突变（耐药检测）
	真性红细胞增多症（PV） 原发性骨髓纤维化（IMF） 原发性血小板增多症（ET） 嗜酸性粒细胞增多症	JAK2-V617F基因突变，JAK2基因外显子12和13突变检测（鉴别诊断先天性或获得性红细胞增多症、原因不明的血小板增加，起源不明的骨髓纤维化等疾病）

（续上表）

项目	疾病	相关基因
血液病基因检验（FISH，PCR定性或定量）	急性粒细胞白血病（AML）	16种常见融合基因（*MLL/ELL*、*MLL/AF6*、*MLL/AF9*、*MLL/AF10*、*AML1/ETO*、*dupMLL*、*NPM/RARA*、*PLZF/RARA*、*PML/RARA*、*NPM/MLF1*、*CBFB/MYH11*、*DEK/CAN*、*HOX11*、*TLS/ERG*、*EV11*）
		FLT3/ITD基因突变（预后不好）
		C-kit/D816V基因突变（中等预后）
		NPM1基因突变（较好的临床预后）
		CEBPA基因突变（较好的临床预后）

（续上表）

项目	疾病	相关基因
血液病基因检验（FISH，PCR定性或定量）	急性粒细胞白血病（AML）	WT1基因（独立的较差预后标志，与急性粒细胞白血病、骨髓增生异常综合征发生和进展及凶险判断，疗效跟踪和预后复发判断有非常密切的关系）
	急性淋巴细胞白血病（ALL）	15种常见融合基因［*MLL/AFX*、*MLL/AFIP*、*MLL/AF4*、*MLL/AF6*、*MLL/ENL*、*TEL/AML1*、*dupMLL1*、*TEL/PDGFR*、*TEL/ABL*、*E2A/PBX1*、*SIL/TAL1*、*HOX11*、*BCR/ABL1*（*p190*、*p210*）*E2A/HLF*］

（续上表）

项目	疾病	相关基因
血液病基因检验（FISH，PCR定性或定量）	急性淋巴细胞白血病（ALL）	ABL激酶突变（耐药检测）
		1p32染色体内微缺失SIL-TALL（预后不明）
		IgH基因重排、TCR基因重排
	淋巴瘤	BCL1-JH融合基因（鉴别诊断套细胞淋巴瘤）、IgH基因重排、TCR基因重排
		BCL2-JH融合基因（鉴别诊断滤泡性淋巴瘤和其他B细胞淋巴瘤，预后不良）

4.13 血液病免疫分型

	应用目的	标志物
血液病免疫分型	髓系白血病/骨髓增生异常综合征/骨髓增生性肿瘤	CD11b，CD13，CD14，CD15，CD16，CD33，CD34，CD41，CD56，CD61，CD64，CD68，CD117，HLA-DR， MPO，GlyA，Lysozyme
	淋系白血病/淋巴瘤	CD3，CD5，CD7，CD10，CD19，CD20，CD22，CD23，CD38，CD43，CD79a，TdT，HLA-DR，Kappa，Lambda，Ki-67， Smlg， Cylg， BCL2，BCL6
	浆细胞骨髓瘤	CD20，CD38，CD56，CD79a，CD138，Cyclin-D1， Kappa， Lambda
	肥大细胞病	Tryptase，CD117，CD25，CD2
	朗格汉斯细胞性组织细胞/树突状细胞增多症	S100，CD1a
	阵发性睡眠性血红蛋白尿	CD55，CD59

4.14　血细胞异常增殖疾病

	项目	临床意义
粒系细胞改变	以原始粒细胞增多为主	急性粒细胞白血病（急粒）：常伴有不同数量的早幼粒细胞，原粒＞30%
		慢性粒细胞白血病急粒变：原粒+早幼粒常＞50%，且可伴有嗜碱性或嗜酸性粒细胞增多及核浆发育不平衡更为显著
	以早幼粒细胞增多为主	急性早幼粒细胞白血病：此种颗粒增多的早幼粒细胞常＞40%，早幼粒细胞/原粒细胞（3～4）：1
		粒细胞缺乏症恢复期：可见早幼粒细胞数量增多，呈一过性
		早幼粒细胞类白血病反应，病因解除后可恢复正常

（续上表）

<table>
<tr><th></th><th>项目</th><th>临床意义</th></tr>
<tr><td rowspan="6">粒系细胞改变</td><td rowspan="2">以中性中幼粒细胞增多为主</td><td>急性粒细胞白血病M2b型：细胞核浆发育极不平衡，伴有显著畸形的中幼粒细胞</td></tr>
<tr><td>粒细胞性类白血病反应，慢性粒细胞白血病</td></tr>
<tr><td rowspan="3">以中性晚幼、杆状核粒细胞为主</td><td>慢性粒细胞白血病：常伴嗜碱性及嗜酸性粒细胞增多</td></tr>
<tr><td>感染性类白血病反应，如严重烧伤、急性失血、大手术后等</td></tr>
<tr><td>代谢障碍：尿毒症、糖尿病酸中毒
药物和毒物：汞中毒、毛地黄中毒及异种蛋白注射</td></tr>
<tr><td>嗜酸性粒细胞增多</td><td>过敏性疾病、寄生虫感染性疾病</td></tr>
</table>

（续上表）

	项目	临床意义
粒系细胞改变	嗜酸性粒细胞增多	血液病：慢性粒细胞白血病、霍奇金病、嗜酸性粒细胞白血病、真性红细胞增多症
		家族性粒细胞增多症、某些皮肤疾病
	嗜碱性粒细胞增多	慢性粒细胞白血病、慢性粒细胞白血病急性变
		嗜碱性粒细胞白血病：胞浆内含有嗜碱颗粒并具有核仁的早幼粒细胞，原粒细胞也较多
		放射线照射反应
	粒系细胞减少	粒细胞缺乏症：再生障碍型、成熟障碍型
		再生障碍性贫血、急性造血停滞

（续上表）

	项目	临床意义
红系细胞改变	以原红及早幼红细胞增多为主	急性红白血病的红血病期，且伴有幼稚红细胞的巨幼样变或多核畸形
		红白血病：粒/红比例＜4∶1；若无幼稚红细胞的巨幼样变则粒/红比例＜1∶1，且见幼稚粒细胞增多
	以中幼及晚幼红细胞增生为主	增生性贫血如溶血性贫血、急性失血性贫血、巨幼红细胞性贫血等
		原发性血小板减少性紫癜的急性期
		珠蛋白生成障碍性贫血
		慢性感染性贫血、慢性肾功能衰竭、黑热病
	以晚幼红细胞增生为主	缺铁性贫血：属小细胞低色素性贫血，细胞内外铁明显减少或消失
		慢性再生障碍性贫血

（续上表）

	项目	临床意义
红系细胞改变	以晚幼红细胞增生为主	再生障碍性贫血（再障）型粒细胞缺乏症及放射病早期
	正常幼红细胞增多	真性红细胞增多症、红系细胞反应性增生、骨髓纤维化早期
		铅中毒
	巨幼红细胞增多	巨幼细胞贫血，如恶性贫血、妊娠性巨幼细胞贫血、营养性巨幼细胞贫血、胃癌、胃切除术后、长期腹泻等
		某些溶血性贫血、肝硬化、难治性贫血等
		白血病治疗前后

（续上表）

	项目	临床意义
红系细胞改变	铁粒幼红细胞增多	铁粒幼红细胞性贫血
	单纯红系细胞减少	纯红细胞再障
	红系、粒系及巨核系细胞绝对减少，而淋巴细胞相对增多	急性及慢性再障
巨核系细胞改变	巨核系细胞增多	骨髓增生性疾病：真性红细胞增多症、慢性粒细胞性白血病、原发性血小板增多症及骨髓纤维化早期
		原发性血小板减少性紫癜、Evan综合征、急性大出血、急性血管内溶血、急性感染等

（续上表）

	项目	临床意义
巨核系细胞改变	巨核系细胞增多	脾功能亢进、戈谢病、Felty综合征、淋巴肉瘤、系统性红斑狼疮（SLE）
	巨核系细胞减少	血液疾病：再障、先天性再障、急性白血病、骨髓病性贫血、骨髓纤维化、骨髓硬化症、先天性巨核细胞缺乏症、周期性血小板减少症以及慢性中性粒细胞缺乏症等
		其他疾病：急性感染、化学中毒、药物中毒、放射病及某些肝硬化等
淋巴系细胞改变	以原始淋巴及幼稚淋巴细胞增多为主	急性淋巴细胞性白血病、慢性淋巴细胞性白血病急性变、慢性粒细胞性白血病急淋变
		淋巴肉瘤及淋巴肉瘤细胞白血病
		原始淋巴细胞性淋巴瘤

（续上表）

	项目	临床意义
淋巴系细胞改变	以成熟淋巴细胞增生为主	慢性淋巴细胞白血病、巨滤泡性淋巴瘤、淋巴细胞性淋巴肉瘤
	良性增多	血液疾病：传染性淋巴细胞增多症、淋巴细胞型类白血病反应、再障、骨髓纤维化以及传染性单核细胞增多症等
		其他疾病：某些病毒感染（如流行性出血热）、原发性巨球蛋白血症、淀粉样变等
单核系细胞改变	恶性增多	血液疾病：骨髓增殖异常综合征（MDS）、急性单核细胞白血病、粒-单核细胞白血病、霍奇金病及多发性骨髓瘤等
		其他疾病：恶性肿瘤、化疗和放疗恢复期等
	良性增多	血液疾病：粒细胞缺乏症、溶血性贫血、真性红细胞增多症、脾切除、髓性化生症等

（续上表）

	项目	临床意义
单核系细胞改变	良性增多	其他疾病：亚急性细菌性心内膜炎、黑热病、立克次体病、布氏杆菌病、疟疾、伤寒、结核病、结节病、药物反应、病毒感染、SLE、类风湿性关节炎、溃疡性结肠炎、肝硬化
浆细胞增多	恶性增多	多发性骨髓瘤和浆细胞白血病等
	良性增多，一般<20%，且为成熟浆细胞	结缔组织病，如急性风湿热、类风湿性关节炎、强直性脊柱炎、溃疡性结肠炎等
		感染，如肉芽肿、麻疹、传染性单核细胞增多症、Boecks类肉瘤、淋巴肉芽肿、黑热病
		过敏性疾病，如血清病、毛线虫病、药物过敏等

（续上表）

	项目	临床意义
浆细胞增多	良性增多，一般<20%，且为成熟浆细胞	恶性疾病，如肿瘤、单核细胞性白血病、霍奇金病、巨滤泡性淋巴瘤
		其他，如再障、粒细胞缺乏症、肝硬化、原发性淀粉样变、放射治疗后、巨球蛋白血症等
组织细胞增多	恶性增多	恶性组织细胞病
		组织细胞型肉瘤
	良性增多	感染性疾病如伤寒、结核病、黑热病、败血症、亚急性细菌性心内膜炎及病毒性肝炎
		血液病，如恶性贫血、真性红细胞增多症、原发性血小板增多症、多发性骨髓瘤及巨球蛋白血症

4.15 白血病指南解读

疾病	类别	项目	指南或共识要点	参考资料
不典型慢性髓系白血（aCML）	诊断指标	基因诊断	显著的dysG Ph（–），BCR/ABL（–）	《MDS-MPN类型及其诊断（WHO，2016）解读》2017
		形态学	幼稚中性粒细胞（早幼-晚幼）≥10%WBC 外周血WBC增多，主要由于成熟和不成熟中性粒细胞增多 外周血或骨髓中原始细胞<20%	
		血常规	外周血嗜碱性粒细胞绝对数不明显增多，嗜碱性粒细胞比例<2%WBC 外周血单核细胞持续增多（>1×10^9/L），单核细胞比例≥10%WBC	
		骨髓活检	骨髓切片有核细胞增多，粒系细胞增多，dysG ± dysE和dysMega	

五、神经系统

5.1 神经系统常用检验项目

项目		参考范围	临床意义
脑脊液常规生化检验	性状	无色透明	红色：蛛网膜下隙出血、脑出血、硬膜下血肿或穿刺损伤 黄色：脑血栓形成、陈旧性出血、重度黄疸、脑瘤等 淡绿色：铜绿假单胞菌或甲型链球菌脑膜炎 褐色或黑色：中枢神经系统黑色素细胞瘤

（续上表）

项目		参考范围	临床意义
脑脊液常规生化检验	性状	无色透明	微混浊：流行性乙型脑炎、脊髓灰质炎、脑脓肿等 米汤样：化脓性感染 自发性凝固：结核性脑膜炎和化脓性脑膜炎
	凝固状态	无凝块，无薄膜形成	阳性：化脓性脑膜炎、脑梅毒、脊髓灰质炎、穿刺出血等
	蛋白定性	阴性	阳性：脑膜及脑实质炎症、脑瘤、脑出血、脑血栓、格林–巴利综合征等 阿司匹林、氯丙嗪、水杨酸盐、青霉素、磺胺等药物可干扰试验
	葡萄糖	成人：2.2 ~ 3.9 mmol/L 新生儿和儿童：3.4 ~ 4.5 mmol/L	增高：脑出血、下丘脑损害、糖尿病或其他内分泌系统疾病 减低：低血糖、细菌性、结核性脑膜炎、脑肿瘤、脑寄生虫病等

（续上表）

项目		参考范围	临床意义
脑脊液常规生化检验	氯化物（Cl^-）	120 ~ 132 mmol/L	增高：尿毒症、呼吸性碱中毒等 降低：结核性/真菌性/化脓性脑膜炎、脑出血、低氯血症等
	乳酸脱氢酶（LDH）	3 ~ 50 U/L	增高：脑梗死、脑出血、蛛网膜下腔出血急性期、脑肿瘤进展期、脑膜炎活动期、中枢神经系统变性疾病、多发性硬化症急性期及恶性期、脑积水、脑脓肿、颅脑外伤等
	脑脊液寡克隆电泳分析	阴性	血和脑脊液（CSF）同时电泳，若CSF中检出而相应的血标本中未能检出寡克隆区带，为阳性，其是中枢神经系统亚急性、慢性炎症病变鞘内免疫球蛋白合成的可靠指标，见于多形性硬化症、神经性梅毒、亚急性硬化性全脑炎、脑膜炎等

（续上表）

项目		参考范围	临床意义
脑脊液常规生化检验	细胞总数计数	白细胞计数： 成人：（0～10）×10^6/L 新生儿：（0～30）×10^6/L 儿童：（0～15）×10^6/L	增高见于各种脑膜炎 轻度增多[（10～30）×10^6/L]：脑瘤和浆液性脑膜炎 中度增多[（31～200）×10^6/L]：病毒性脑膜炎、结核性脑膜炎和流行性乙型脑炎 高度增多（>200×10^6/L）：化脓性脑膜炎、脑脓肿和流行性脑脊髓膜炎 病毒性脑膜炎以淋巴细胞为主，脑寄生虫病或过敏性疾病以嗜酸性粒细胞增高为主
	细胞分类计数	主要是单个核细胞，中性粒细胞较少，很少有红细胞	中性粒细胞增多：细菌性脑膜炎、结核性脑膜炎、脑脓肿、蛛网膜下隙出血和肿瘤等

（续上表）

项目		参考范围	临床意义
脑脊液常规生化检验	细胞分类计数	淋巴细胞： 成人：28%～96% 新生儿：2%～38% 单核细胞： 成人：16%～56% 新生儿：50%～94% 中性粒细胞： 成人：0～7% 新生儿：0～8% 其他细胞罕见	淋巴细胞增多：病毒性、结核性、真菌性、梅毒性脑膜炎和多发性硬化等 嗜酸性粒细胞增多：寄生虫性脑膜炎等 浆细胞增多：浆细胞瘤、多发性硬化症、病毒感染和神经梅毒等 吞噬细胞增多：结核性、真菌性脑膜炎和脑出血、脑梗死等 肿瘤细胞：原发性及转移性肿瘤

（续上表）

项目		参考范围	临床意义
脑脊液常规生化检验	脑脊液蛋白定量	腰池： 新生儿：0.20～1.20 g/L 儿童和成人：0.20～0.40 g/L 脑池： 儿童：0.10～0.25 g/L 成人：0.15～0.25 g/L 脑室：0.05～0.15 g/L	增高：化脓性脑膜炎（高度增加）、结核性脑膜炎（中等增加）、脊髓灰质炎和病毒性脑炎（轻度增加）、脑出血、蛛网膜下隙出血和多发性神经炎等 减低：各种急性颅内感染早期、交通性脑积水等
	周围神经病检测（GM1、GM2、GM3、GD1a、GD1b、GQ1b、GT1b）	间接免疫荧光法：阴性	用于多灶性运动神经病、感觉性神经病、格林巴利综合征及米勒-费雪综合征的辅助诊断。超过90%的米勒-费雪综合征患者出现GQ1b抗体。多灶性运动神经病抗体多为IgM型GM1抗体，阳性率40%～70%

（续上表）

<table>
<tr><th colspan="2">项目</th><th>参考范围</th><th>临床意义</th></tr>
<tr><td rowspan="2">脑脊液常规生化检验</td><td>乙酰胆碱受体(AChR)</td><td>ELISA：阴性</td><td>用于重症肌无力（MG）的血清学诊断。抗AChR抗体是MG的主要自身抗体，总阳性率63%～90%，抗体滴度基本上与病情严重程度相关，有效治疗后该抗体滴度下降，临床恶化时又可见该抗体滴度上升</td></tr>
<tr><td>抗骨骼肌抗体(ASA)</td><td>ELISA：阴性</td><td>ASA是一种能与α-辅肌动蛋白、肌球蛋白等自身抗原的抗体，多见于重症肌无力患者血清中</td></tr>
</table>

（续上表）

项目		参考范围	临床意义
脑脊液常规生化检验	抗骨骼肌特异性受体酪氨酸激酶抗体（抗-MuSK）	ELISA：阴性	约在50%的乙酰胆碱受体抗体阴性的全身型重症肌无力患者血中可检测到抗-MuSK抗体
	抗横纹肌抗体（StrAb）	ELISA：阴性	包括肌联蛋白抗体（抗titin抗体）、兰尼碱受体抗体（抗RyR抗体）等。此类抗体在伴有胸腺瘤、病情较重的晚发型MG或对常规治疗不敏感的MG患者中阳性率较高，但对MG诊断无直接帮助，可以作为提示和筛查胸腺瘤的标志物。抗横纹肌抗体阳性则可能提示 MG患者伴有胸腺瘤

5.2 神经系统疾病指南解读

疾病	类别	项目	指南或共识要点	参考资料
重症肌无力（MG）	筛查指标	骨骼肌乙酰胆碱受体（AChR）抗体	为诊断MG的特异性抗体，50%～60%的单纯眼肌型MG患者血中可检测到AChR抗体；85%～90%的全身型MG患者血中可检测到AChR抗体，结合肌无力病史，如抗体检测结果阳性则可以确立MG诊断，如检测结果为阴性，不能排除MG诊断	《中国重症肌无力诊断和治疗指南》2015
		抗骨骼肌特异性受体酪氨酸激酶抗体（抗-MuSK）	在部分AChR抗体阴性的全身型MG患者血中可检测到抗-MuSK抗体	
		抗横纹肌抗体（StrAb）	包括抗titin抗体、抗RyR抗体等。此类抗体在伴有胸腺瘤、病情较重的晚发型MG或对常规治疗不敏感的MG患者中阳性率较高	

六、结缔风湿疾病

6.1 结缔风湿疾病常用检验项目

项目		参考范围	临床意义
关节积液常规检验	颜色	肉眼：无色或淡黄色	红色：结核、肿瘤、穿刺损伤 乳酪色：化脓性感染 乳糜样：胸导管、淋巴管阻塞破裂 绿色：铜绿色假单胞菌感染
	透明度	肉眼：透明	混浊：渗出液含大量细胞、细菌
	比密	漏出液<1.015	用于区分渗出液和漏出液，渗出液>1.018
	凝块	无	漏出液不易凝固，渗出液凝固或不凝固

（续上表）

项目	参考范围	临床意义
细胞总数及分类计数	参见临床意义	漏出液＜300×10^6/L，渗出液＞1 000 $\times10^6$/L 中性分叶核：化脓性炎症、早期结核 淋巴细胞：中期以后结核、病毒感染 间皮细胞、组织细胞：淤血、恶性肿瘤等
类风湿因子（RF）	散射比浊法： ＜15 IU/mL	RF对类风湿性关节炎（RA）的诊断、分型和疗效观察有重要意义
环瓜氨酸肽抗体（CCP）	免疫透射比浊法： ＜47 IU/mL	类风湿关节炎的特异性标记物，早期诊断及监控类风湿关节炎 升高： 对RA具有较高的敏感性和特异性，是RA诊断的特异性指标

（续上表）

项目	参考范围	临床意义
环瓜氨酸肽抗体（CCP）	免疫透射比浊法： ＜47 IU/mL	CCP抗体和RF联合检测对RA的早期诊断及预后有很大的意义
人类白细胞相关抗原–B27（HLA–B27）	流式细胞术：阴性	HLA–B27抗原的表达与强直性脊椎炎有高度相关性，超过90%的强直性脊椎炎患者HLA–B27抗原为阳性，普通人群中仅5%～10%为阳性
抗链球菌溶血素“O”（ASO）	免疫透射比浊法： 成人：＜200 IU/mL； 儿童：＜100 IU/mL	溶血性链球菌感染指标 增高提示近期有链球菌感染可能，见于急性风湿热、急性肾小球肾炎。在感染后1周～1个月可出现ASO升高，4～6个月达到峰值，缓解后可维持数月

（续上表）

项目	参考范围	临床意义
抗链球菌DNA酶B	速率散射比浊法：阴性	升高： 现在或曾经链球菌感染：风湿热、猩红热、扁桃腺炎、肾小球性肾炎或其他炎症等 发生皮肤感染时，ASO一般不升高，但可观察到抗链球菌DNA酶B滴度升高
抗核抗体（ANA）	间接免疫荧光法：阴性	辅助诊断SLE、结缔组织病、消化系疾病、造血系疾病等
降钙素原（PCT）	免疫荧光定量 <0.5 ng/mL	对败血症做早期诊断 对系统性的严重细菌感染（腹膜炎或软组织感染等）做早期诊断

（续上表）

项目	参考范围	临床意义
降钙素原（PCT）	免疫荧光定量 <0.5 ng/mL	对败血症和全身炎症反应综合征（SIRS）做鉴别诊断，细菌感染和非细菌性炎症反应（自身免疫性疾病等）的鉴别诊断 细菌感染和病毒感染的鉴别诊断（脑脊膜炎等） 器官移植术后鉴别诊断（细菌感染、病毒感染、吸收热、排斥反应、真菌感染等） 对不明原因发烧（UFO）诊断及对特殊感染高危患者（重症监护室、器官移植术后、免疫抑制期）监测 脓毒性休克和非脓毒性休克的鉴别诊断 对脓毒血症患者评估预后 对于脓毒血症、全身感染、社区获得性肺炎、慢性阻塞性肺病和下呼吸道感染者，PCT可作为抗生素选择及疗效判断的指标

（续上表）

项目	参考范围	临床意义
C-反应蛋白（CRP）	免疫透射比浊法：0.068 ~ 8.2 mg/L	急性炎症、组织坏死、恶性肿瘤、风湿病
红细胞沉降率（ESR）	仪器法： <50岁男性: 0~15 mm/h >50岁男性: 0~20 mm/h <50岁女性: 0~25 mm/h >50岁女性: 0~30 mm/h 儿童: 0~10 mm/h	增高：贫血、急性或慢性炎症、副蛋白血症（如多发性骨髓瘤、巨球蛋白血症）、颞动脉炎、风湿性多肌痛、类风湿关节炎或某些肿瘤 减低：真性红细胞增多症、白细胞极度增多、镰状细胞贫血、高黏滞血症或低血浆纤维蛋白原或球蛋白等

（续上表）

项目	参考范围	临床意义
抗组蛋白抗体	间接免疫荧光法：阴性	在全身性红斑狼疮（SLE）患者，抗组蛋白抗体检出率为30%～70%，但与病情是否活动及临床表现无关 在无并发症的类风湿性关节炎（RA）患者中阳性率15%，而在Felty综合征患者中阳性率可达83%，RA相关的血管炎患者阳性率为75%，青年型类风湿性关节炎（JRA）患者阳性率为60%

（续上表）

项目	参考范围	临床意义
抗中性粒细胞胞质抗体（ANCA）	ELISA法：阴性 荧光免疫分析ANCA：<1：20 髓过氧化物酶抗体（MPO）：<19AU/mL或阴性 丝氨酸蛋白酶（PR-3）：<19AU/mL或阴性	有助于诊断系统性自身免疫性血管炎 核周型（p-ANCA）：约90%的p-ANCA有特异抗体MPO。p-ANCA见于镜下多血管炎、肾小球肾炎、系统性红斑狼疮、类风湿性关节炎和斯耶格伦（Sjögren）综合征 细胞质型（c-ANCA）：约85%的c-ANCA有特异抗体PR3。c-ANCA见于活动性Wegener肉芽肿病 不典型p-ANCA：见于Crohn病（局限性回肠炎）和类风湿关节炎

（续上表）

项目	参考范围	临床意义
免疫球蛋白G（IgG）	速率散射比浊法：7.23～16.85 g/L	增高：IgG 型多发性骨髓瘤、慢性肝病、慢性感染、结缔组织病、过敏性紫癜、恶性淋巴瘤、牛皮癣、麻风病、疟疾、肾炎等 减低：先天性免疫缺陷病、肾病综合征、病毒感染、蛋白丢失性疾病、免疫抑制治疗等
免疫球蛋白A（IgA）	速率散射比浊法：0.69～3.82 g/L	增高：肝脏疾病、结缔组织疾病、IgA型多发性骨髓瘤、肺结核、急性肾炎等 减低：免疫缺陷病、选择性IgA 缺陷病、后天性低丙种球蛋白血症、肾病综合征、慢性淋巴细胞性白血病

（续上表）

项目	参考范围	临床意义
免疫球蛋白M（IgM）	速率散射比浊法：0.63 ~ 2.77 g/L	增高：巨球蛋白血症、病毒性肝炎急性期、结缔组织疾病、恶性肿瘤、传染性单核细胞增多症、伤寒、梅毒、黑热病、疟疾、丝虫病、支原体肺炎、风疹等 减低：免疫缺陷病、IgA或IgG型的多发性骨髓瘤、霍奇金病、慢性淋巴细胞性白血病、21-三体综合征、蛋白丢失性胃病、网状内皮细胞增生性疾病、尿毒症等
补体C3	免疫透射比浊法：0.88 ~ 2.01 g/L	增高：急性心肌梗塞、皮肌炎、结节性动脉周围炎、急性风湿病、溃疡性结肠炎、组织损伤期及糖尿病等 减低：急性和某些慢性肾小球肾炎，各种活动性自身免疫病如慢性肝病、SLE、自身免疫性溶血性贫血及链球菌感染后肾炎等

（续上表）

项目	参考范围	临床意义
补体C4	免疫透射比浊法：0.01 ~ 0.04 g/L	增高：风湿热急性期、结节性动脉周围炎、皮肌炎、心梗、Reiter综合征和各种类型的多关节炎 减低：见于自身免疫性慢性活动性肝炎、SLE活动期、多发性硬化症、类风湿性关节炎、IgA肾病、链球菌感染后、肾小球肾炎早期
γ-球蛋白	血清蛋白电泳：9.8% ~ 18.2%	增高：慢性炎症性疾病、类风湿关节炎、系统性红斑狼疮、肝硬化、慢性肝脏疾病、急慢性炎症、巨球蛋白血症、多发性骨髓瘤和单克隆丙种球蛋白血症等 降低：多种遗传性免疫性疾病和继发性免疫缺陷病

（续上表）

项目	参考范围	临床意义
抗双链DNA抗体（ds-DNA）定性	间接免疫荧光：阴性	系统性红斑狼疮（SLE）的特异性诊断指标；可用于SLE活动性及疗效判断 阳性：对于SLE患者往往合并肾脏损害，即狼疮肾炎，而抗双链DNA抗体（ds-DNA）阴性者，则提示肾脏损害较轻
抗角蛋白抗体（AKA）	间接免疫荧光：阴性	主要见于类风湿性关节炎患者，高抗体滴度可能预示着较严重的类风湿性关节炎。对于RA患者，在早期检测到AKA为疾病进行性发展的标志，抗体的滴度与疾病的活动性相关，高滴度的抗体对RA有确诊的价值，故对RA的早期预防、早期的诊断起到关键性的作用

（续上表）

项目	参考范围	临床意义
抗β_2糖蛋白1抗体（β_2-GP1-Ab）	酶联免疫吸附法：阴性	抗β_2糖蛋白1（β_2-GP1）抗体对于抗磷脂综合征（APS）的诊断，为特异性较高的指标（特异性达到98%），一般不出现在非APS患者血清中，且与血栓史具有明显的相关性，抗体滴度与SLE血栓的严重程度正相关 阳性：抗体滴度与SLE血栓的严重程度正相关。狼疮性肾炎患者抗β_2糖蛋白1抗体在活动期组和稳定期组明显升高
抗心磷脂抗体（ACA）	酶联免疫吸附法：阴性	抗心磷脂抗体对于APS诊断敏感性较高，而抗β_2糖蛋白1抗体特异性较高，二者联合检测时，灵敏度可提高到95%；可大幅提高APS的诊断率和诊断准确率

（续上表）

项目	参考范围	临床意义
抗核小体抗体（AnuA）	酶联免疫吸附法：阴性	用于系统性红斑狼疮的早期诊断，并且特异性较高
抗蛋白酶3（Anti-PR3）	免疫印迹法：阴性	阳性：Wegener's肉芽肿，被认为是活动性Wegener's肉芽肿及微动脉炎的特异和敏感的标志抗体
抗髓过氧化物酶抗体（Anti-MPO）	免疫印迹法：阴性	阳性：特发性坏死性新月体性肾小球肾炎（NCGN）、显微镜下多动脉炎（MPA）
抗U_1核糖核蛋白抗体（抗U_1RNP抗体）	免疫印迹法：阴性	在多种风湿病患者血中均可检出抗U_1RNP自身抗体，SLE患者的阳性率30%～50%

（续上表）

项目	参考范围	临床意义
抗U_1核糖核蛋白抗体（抗U_1RNP抗体）	免疫印迹法：阴性	全身性进行性硬化症（PSS）25%～30%；皮肌炎10%～20%；类风湿性关节炎5%～10%；而在混合性结缔组织病（MCTD）患者，高滴度的抗U_1RNP抗体检出率可达100%，这些患者常无其他特异性的自身抗体，因此，高滴度的抗U_1RNP（尤其是高滴度的抗70 kD）抗体被认为是MCTD的诊断标志 抗U_1RNP抗体（抗70 kD）阳性与心肌炎、食道运动功能障碍、雷诺现象相关，但阳性患者多不发生肾炎
抗心肌抗体	间接免疫荧光试验：阴性	阳性：活动性风湿热、风湿性心脏病、细菌性心内膜炎、心脏手术后、心肌梗死、全身性红斑狼疮、类风湿性关节炎、甲亢、急性肝炎、慢性肝炎

6.2 结缔风湿疾病指南解读

疾病	类别	项目	指南或共识要点	参考资料
类风湿关节炎（RA）	诊断指标	类风湿因子（RF）	高滴度的RF对RA有重要的诊断意义	《类风湿关节炎的诊断与治疗骨科专家共识》2012
		环瓜氨酸肽抗体（CCP）	高滴度的CCP对RA有重要的诊断意义	
	筛查指标	抗核周因子、抗角蛋白抗体	早期筛查存在的RA风险	
		抗核抗体、抗ENA抗体谱		
		人类白细胞抗原- DR_4 (HLA-DR_4) 人类白细胞抗原- DR_1 (HLA-DR_1)	筛查是否携带该基因片段	
	监测指标	降钙素原（PCT）、白细胞	监测炎症反应指标，判断炎症情况	
		C反应蛋白（CRP）		
		红细胞沉降率（ESR）		

七、消 化 系 统

7.1 消化系统常用检验项目

项目	参考范围	临床意义
粪便性状颜色	呈黄褐色或黄色，软且呈条带状成型便 婴儿呈浅黄或金黄色，糊状	鲜血便：直肠息肉、直肠癌、肛裂及痔疮 柏油样便：粪便稀薄、黏稠、黑亮呈柏油样，消化道出血 黏液便：各类肠炎、细菌性痢疾、阿米巴痢疾 脓性及脓血便：下段肠道病变，菌痢、溃结、结直肠癌 稀糊状或水样便：各种感染性和非感染性腹泻 细条样便：提示直肠狭窄，多见于直肠癌

（续上表）

项目	参考范围	临床意义
粪便性状颜色	呈黄褐色或黄色，软且呈条带状成型便 婴儿呈浅黄或金黄色，糊状	白陶土样便：各种原因引起的胆道梗阻 米泔样便：粪便呈白色淘米水样，见于霍乱、副霍乱
粪便白细胞	镜下无白细胞或偶见白细胞（0～1个/HP）	白细胞增加，肠炎、细菌性痢疾或阿米巴样痢疾等疾病
粪便红细胞	镜下无红细胞	红细胞增加，下消化道出血、肠道炎症、结肠癌、直肠癌、直肠息肉、痔疮出血、细菌性痢疾和阿米巴痢疾等
粪便隐血试验	阴性或弱阳性（饮食影响）	消化性溃疡、消化道肿瘤、肠结核、克罗恩病（Crohn）、溃疡性结肠炎、急性胃黏膜病变、钩虫病、出血性疾病等

（续上表）

项目	参考范围	临床意义
粪便常规镜检	镜下无寄生虫、淀粉颗粒、脂肪滴、结晶 可见少量上皮细胞、吞噬细胞	如有寄生虫卵、虫体或原虫发现，则可确定有相应的寄生虫或原虫感染 如有较多的淀粉颗粒或脂肪滴出现时，多与腹泻、肠炎或慢性胰腺炎有关 如有夏科-雷登结晶出现，则可怀疑为阿米巴痢疾或钩虫病 如有大量的上皮细胞，说明肠壁有炎症，如坏死性肠炎、溃烂性肠癌等 溃疡性结肠炎时可见大量吞噬细胞出现
脂肪和肌纤维	阴性	粪便脂肪和肌纤维阳性表示胰蛋白酶缺乏
弹性蛋白酶	无	下降：慢性胰腺炎

（续上表）

项目	参考范围	临床意义
尿葡萄糖	定性：阴性 定量：葡萄糖氧化酶法≤5.6 mmol/24 h尿	阳性：糖尿病、肾性糖尿和其他（如激素紊乱性疾病、肝病、某些药物和妊娠）
尿淀粉酶	苏氏法（Somogyi法）：80 ~ 300 U/L 佛尔格穆特法：16 ~ 64 U/L 温斯罗法：8 ~ 32 U/L	病理性升高：急性胰腺炎、胰管阻塞、胰腺癌、胰腺损伤、急性胆囊炎、胃溃疡、腮腺炎等，以上疾病时，往往患者的血清淀粉酶与尿中淀粉酶同时升高 病理性降低：重症肝炎、肝硬化、糖尿病等。巨淀粉酶血症时，尿淀粉酶正常，但血清淀粉酶明显升高
尿淀粉酶肌酐清除率比值（Cam / Ccr）	<5%	急性胰腺炎时，肾脏对血清AMY清除率增高而对肌酐清除率无改变，Cam / Ccr可增加达正常值的3倍

（续上表）

项目	参考范围	临床意义
血清总胆红素	重氮法：3.4～17.1 μmol/L 干化学法：3～22 μmol/L 警告值： 新生儿:＞257 μmol/L	增高：肝胆疾病，如胆道阻塞、肝炎、肝硬化
血清直接胆红素	重氮法： 成人:＜8.0 μmol/L 新生儿:＜20 μmol/L 干化学法：0～7 μmol/L	增高：肝脏或胆管梗阻、肝炎、肝硬化、药物反应或长期酗酒

（续上表）

项目	参考范围	临床意义
血清间接胆红素	计算法：0 ~ 17 μmol/L	增高：溶血性疾病、新生儿黄疸、输血错误、肝炎和肝硬化等
血清总胆汁酸	酶法：0 ~ 9.67 μmol/L	增高：胆管阻塞、胆汁性肝硬化、新生儿胆汁淤积和妊娠性胆汁淤积，对肝外胆管阻塞、肝内胆汁淤积的诊断，有较高的灵敏度
血清白蛋白	溴甲酚紫法：34 ~ 48 g/L 警告值：<15 g/L	增高：脱水 减低：肝硬化、乙醇性肝病、肾病综合征、肿瘤、蛋白丢失性肠病、溃疡性结肠炎、甲状腺疾病、烧伤、心功能衰竭和吸收不良等
血清总蛋白	双缩脲法：64 ~ 83 g/L	增高：脱水、慢性肝病、肿瘤（如骨髓瘤）、巨球蛋白血症、热带病、肉芽肿病（如类肉瘤病）

（续上表）

项目	参考范围	临床意义
血清总蛋白（TP）	双缩脲法：64 ~ 83 g/L	减低：乙醇性肝硬化、心功能衰竭、肾病综合征、肾小球肾炎、肿瘤、蛋白丢失性肠病、溃疡性结肠炎、吸收不良或营养不良、甲状腺功能亢进、烧伤和严重皮肤病
血清5′-核苷酸酶（5′-NT）	速率法：10 ~ 35 U/L	增高：原胆系统疾病如肝癌、阻塞性黄疸
血清γ-谷氨酰转移酶（γ-GGT）	速率法： 男性：11 ~ 50 U/L 女性：7 ~ 32 U/L	增高：肝脏损伤、充血性心力衰竭和酗酒，某些药物（苯巴比妥、苯妥英钠、安替比林），口服避孕药 减低：骨病GGT正常或减低，但碱性磷酸酶（ALP）增高

（续上表）

项目	参考范围	临床意义
血清亮氨酰氨基肽酶（LAP）	速率法： 男性：1.1～3.4 U/mL 女性：1.2～3.0 U/mL	增高：肝、胆、胰恶性疾病，如胰头癌、壶腹癌、原发性肝癌和转移性肝癌；肝、胆、胰良性疾病，如急性肝炎、慢性肝炎、肝硬化和急性胆囊炎；其他疾病，如白血病和某些皮肤病等
腺苷脱氨酶（ADA）	速率法：4.0～22.0 U/L	血清增高：肝脏疾病，如肝炎、肝硬化、原发性肝癌；其他疾病，如前列腺癌、膀胱癌、组织细胞瘤、淋巴瘤、溶血性贫血、风湿热、伤寒、痛风、地中海贫血、粒细胞性白血病、结核、自身免疫性疾病、传单和心力衰竭 积液增高：结核性胸、腹腔积液和结核性脑膜炎。病毒性脑膜炎ADA活性正常，颅内肿瘤和中枢神经系统白血病ADA轻度增高

（续上表）

项目	参考范围	临床意义
血浆氨（AMON）	干化学法：9～33 μmol/L	增高：遗传性尿素循环酶缺陷症（极度增高）、新生儿溶血病、雷亥（Reye's）综合征、肝或肾损害和肝性脑病等。标本采集后20 min送达否则影响结果
血清淀粉酶（AMY）	碘－淀粉两点比色法：80～180 U 4NP-G7连续监测法：（血清）＜125 U/L	增高：急性胰腺炎、流行性腮腺炎、胰腺溃疡或假性囊肿、胰腺创伤、淀粉样便、胆总管阻塞、急性阑尾炎、肾损伤（肾小球滤过减少）、肺癌和卵巢癌、肺炎、唾液腺体病、糖尿病的酮尿症、大脑损伤等 降低：肝硬化、肝癌、甲状腺功能亢进、重度烧伤、肾功能障碍等

（续上表）

项目	参考范围	临床意义
血清胰淀粉酶（P-AMR）	不同试剂参考范围差别较大，包括13～40 U/L和121～322 U/L ［注］具体参考范围请根据实验室使用试剂方法而定	主要用于诊断急性胰腺炎： 腹痛3～6 h后开始升高，20～30 h达高峰，3～4天内恢复正常 溃疡性穿孔、急性腹膜炎、肠梗阻等可中度升高 慢性胰腺疾病可轻度升高
血清脂肪酶（LPS）	比浊法：40～220 U/L 连续监测法：12～63 U/L	增高：临床意义同淀粉酶。脂肪酶和淀粉酶单独用于胰腺诊断时，灵敏度、特异性均易受到影响，具有一定的局限，联合检测脂肪酶和淀粉酶，可提高对急性胰腺炎诊断的敏感度和特异度

（续上表）

项目	参考范围	临床意义
血清蛋白电泳	百分比为占总蛋白百分比（%） α_1-球蛋白：1%～5.7% α_2-球蛋白：4.9%～11.2% β-球蛋白：7%～13% γ-球蛋白：9.8%～18.2% 白/球蛋白率：1.4%～2.6%	增高：α-球蛋白见于急、慢性感染性疾病和肾病。β-球蛋白见于高胆固醇血症、缺铁性贫血、多发性骨髓瘤。γ-球蛋白见于慢性炎症性疾病、类风湿关节炎、系统性红斑狼疮、肝硬化、慢性肝脏疾病、急慢性炎症、巨球蛋白血症、多发性骨髓瘤和单克隆丙种球蛋白血症等 减低：α_1-球蛋白见于先天性肺气肿。α_2-球蛋白见于甲亢、严重肝病和溶血。β-球蛋白见于营养不良和肝硬化。γ-球蛋白见于多种遗传性免疫性疾病和继发性免疫缺陷病

（续上表）

项目	参考范围	临床意义
血清前白蛋白测定	免疫比浊法：0.25～0.4 g/L 警告值：＜0.11 g/L	增高：肾上腺分泌亢进、霍奇金淋巴瘤等 减低：营养不良、消化障碍、严重炎症、肿瘤、甲状腺功能亢进和肝病等
血清胆碱酯酶测定	速率法：5 000～12 000 U/L 警告值：活性降低80%可能发生严重神经肌肉综合征	减低：职业接触杀虫剂（如有机磷）、急性杀虫剂暴露、慢性肝病和营养不良症 增高：维生素B缺乏症、甲亢、高血压、糖尿病、肾病综合征等
幽门螺旋杆菌抗体	免疫胶体金法：阴性	阳性：机体感染幽门螺杆菌标志，见于胃炎、胃溃疡、胃癌等

（续上表）

项目	参考范围	临床意义
胃蛋白酶原（PG）	ELISA法： 胃蛋白酶原Ⅰ（PGⅠ）：67.0～200 μg/L 胃蛋白酶原Ⅱ（PGⅡ）：0.0～15.0 μg/L Ⅰ/Ⅱ＞7.50	增高：溃疡初发患者PGⅠ升高明显，复发者PGⅡ升高明显。十二指肠溃疡复发患者的PGⅠ、PGⅡ均显著升高。胃癌切除术后复发患者PGⅠ、PGⅡ均升高 降低：PGⅠ＜70 ng/mL且PGⅠ/PGⅡ＜3是萎缩性胃炎的早期预示指标
人Ⅲ型前胶原肽（PⅢP）	ELISA法：0～15 ng/mL	增高：肝硬化。通常可用于鉴别慢性活动性肝炎和慢性迁延性肝炎，前者PⅢP增高
血清Ⅳ型胶原	化学发光法：0～140 ng/mL	增高程度依次为原发性肝癌、肝硬化、慢性活动性肝炎、慢性迁延性肝炎和急性病毒性肝炎

（续上表）

项目		参考范围	临床意义
血清层粘连蛋白		ELISA法：0～130 ng/mL	增高：糖尿病、转移性肿瘤和肝硬化（如门脉高压）
血清透明质酸（HA）		ELISA法：0～120 ng/mL	增高：肝炎，早期肝硬化时PⅢP增高，HA不一定增高。晚期肝硬化，PⅢP可正常，HA可增高
浆膜腔积液常规	颜色	无色或淡黄色	红色：结核、肿瘤、穿刺损伤。乳酪色：化脓性感染。乳糜样：胸导管、淋巴管阻塞破裂。绿色：铜绿色假单胞菌感染
	透明度	透明	混浊：渗出液含大量细胞、细菌
	比重	漏出液<1.015	用于区分渗出液和漏出液，渗出液>1.018
	凝块	无	漏出液不易凝固，渗出液凝固或不凝固

（续上表）

项目		参考范围	临床意义
浆膜腔积液常规	细胞总数及分类计数	漏出液<300×10^6/L 渗出液>$1\ 000 \times 10^6$/L	中性分叶核：化脓性炎症、早期结核 淋巴细胞：中期以后结核、病毒感染 间皮细胞、组织细胞：瘀血、恶性肿瘤等
浆膜腔液生化	葡萄糖	正常血糖水平	胸腔积液葡萄糖<2.8 mmol/L：伴发肺炎胸腔积液、类风湿胸腔积液 胸腔积液葡萄糖>3.2 mmol/L：系统性红斑狼疮 心包积液葡萄糖减低：恶性疾病和细菌性心内膜炎 腹腔积液葡萄糖减低：结核和恶性肿瘤

（续上表）

项目		参考范围	临床意义
浆膜腔液生化	蛋白定量	漏出液<25 g/L 渗出液>25 g/L	肝硬化腹腔积液多为漏出液，合并感染时可为渗出液 结核性腹膜炎时多为渗出液 充血性心衰、上腔静脉阻塞或血栓时胸腔积液多为漏出液 恶性肿瘤、结核性胸膜炎多为渗出液
	乳酸脱氢酶（LD）	漏出液<200 U/L 渗出液>200 U/L	LD<200 U/L，积液/血清比值<0.6提示为漏出液 LD>200 U/L，积液/血清比值>0.6提示为渗出液 积液/血清比值>1.0提示为恶性积液
腺苷脱氨酶（ADA）			结核性胸膜炎及腹膜炎的胸腔积液中明显升高，积液/血清ADA比值>1.0
抗核抗体		间接免疫荧光法：阴性	有助于自身免疫性肝病的诊断与鉴别诊断

（续上表）

项目	参考范围	临床意义
抗肝－肾微粒体抗体	ELISA法：＜1：20或阴性	阳性：Ⅱ型自身免疫性肝炎，常伴念珠菌病综合征、丙型肝炎、丁型肝炎和药物诱导肝炎
抗可溶性肝抗原/肝－胰抗原抗体	ELISA法： 抗可溶性肝抗原（SLA）：0～20 U或阴性 正常人P/N值＜2.1	阳性：Ⅲ型自身免疫性肝炎
抗肝细胞溶质抗原Ⅰ型抗体	阴性	阳性：Ⅱ型自身免疫性肝炎
抗线粒体抗体	间接免疫荧光法：阴性（1：100稀释）	阳性：慢性活动性肝炎、自身免疫性肝病、肝脏或胆道阻塞、梅毒、急性传染性肝炎、系统性红斑狼疮、类风湿关节炎、斯耶格伦（Sjögren）综合征和甲状腺炎

（续上表）

项目	参考范围	临床意义
乙型肝炎病毒表面抗原（HBsAg）定性	阴性	是感染了乙型肝炎病毒一个特异标志 阳性：急性乙型肝炎潜伏期和急性期、慢性感染状态与有关肝硬化和原发性肝癌
乙型肝炎病毒表面抗体（HBsAb）定性	阴性	是一种保护性抗体 阳性：曾经感染过乙型肝炎病毒，现已得到恢复，并具有乙型肝炎病毒的免疫力。注射疫苗后，产生HBsAb表示具有免疫力
乙型肝炎病毒e抗原（HBeAg）定性	阴性	急性感染时，HBeAg呈短暂阳性，如持续阳性提示转为慢性，母婴可垂直传播。在慢性感染时，阳性表示肝细胞内活动性复制
乙型肝炎病毒e抗体（HBeAb）定性	阴性	阳性：急性肝炎恢复期，可持续较长时间，一般在恢复期出现，随e抗原转阴，出现e抗体提示病情好转

（续上表）

项目	参考范围	临床意义
乙型肝炎核心抗体（HBcAb）定性	阴性	阳性：乙型肝炎病毒体内复制的标志，具有传染性，出现于急性肝炎早期，且呈高滴度。抗HBc-IgM通常为新近感染的标志，抗HBc-IgG常常是乙型肝炎病毒感染后在血清中持续最长的一个乙型肝炎病毒感染标志
乙型肝炎病毒前S_1抗原（$PreS_1$）定性	阴性	是最早出现于急性乙型肝炎患者血清中，为早期感染特异性指标。$PreS_1$抗原及其抗体的检测是急性乙型肝炎的临床诊断、疗效观察和判断预后的良好指标

（续上表）

项目	参考范围	临床意义
乙型肝炎病毒表面抗原（HBsAg）定量	各试剂厂家有差异	有助于乙型肝炎的早期诊断。急性乙型肝炎潜伏期末，大部分患者血清中出现HBsAg，急性期达到高峰，然后下降 有助于乙型肝炎的鉴别诊断。HBsAg阳性者，为乙型肝炎患者或携带者 有助于预测乙型肝炎的预后。HBsAg6个月内消失者，多不发生慢性化。如果HBsAg持续阳性超过6个月，2/3患者会迁延不愈，转化成慢性乙型肝炎 筛选供血员及各种血液制品 有助于研究乙型肝炎的流行病学。HBsAg主要通过血液传染，但是部分患者也可以通过唾液传染，如果唾液中HBsAg高滴度，可以形成口-口传播，例如接吻。另外精液中或月经血中也有HBsAg存在，性生活也可以导致乙型肝炎病毒传播

（续上表）

项目	参考范围	临床意义
乙型肝炎病毒表面抗原（HBsAg）定量	各试剂厂家有差异	有助于研究肝癌和乙型肝炎的关系。现有大规模研究发现，肝癌和乙型肝炎有关，男性携带者较女性感染者容易患乙型肝炎和肝癌
乙型肝炎病毒表面抗体（HBsAb）定量	各试剂厂家有差异	HBsAb是机体针对HBsAg产生的一种保护性抗体，表明对乙型肝炎病毒具有一定免疫力 一般情况下，HBsAb在HBsAg消失后出现，多为IgG，少数患者中有IgM，是疾病恢复的开始，可持续多年，其滴度与特异性保护作用相关 HBsAb阳性见于既往感染HBV现已恢复，且对乙型肝炎病毒有一定免疫力。接种乙型肝炎疫苗后，仅出现单项HBsAb阳性。被动性获得HBsAb抗体，如注射特异性Ig或输血等

（续上表）

项目	参考范围	临床意义
乙型肝炎病毒表面抗体（HBsAb）定量	各试剂厂家有差异	HBsAb和HBsAg可同时出现在乙型肝炎病毒感染恢复期，此时HBsAg尚未消失，而HBsAb已产生。或是S区基因发生变异，野生株HBsAb不能将其中和清除。或是HBsAb阳性者感染了免疫逃逸株。HBsAg、HBsAb和HBcAb同时存在多见于爆发性肝炎患者 HBsAb定量试验：临床意义同定性试验，监测HBsAb含量变化，可用于观察乙型肝炎患者病情的发展及抗病毒药物的疗效
乙型肝炎病毒e抗原（HBeAg）定量	各试剂厂家有差异	急性乙型肝炎病毒感染时HBeAg出现稍晚于HBsAg，消失先于HBsAg，长期存在提示病情趋于慢性化。在慢性乙型肝炎病毒感染时HBeAg是主要的免疫耐受因子，大部分情况下HBeAg存在表示患者处于高感染低应答状态

（续上表）

项目	参考范围	临床意义
乙型肝炎病毒e抗原（HBeAg）定量	各试剂厂家有差异	HBeAg阳性常见于HBsAg阳性者，患者血清中含有较多的乙型肝炎病毒颗粒，由于HBeAg与HBV-DNA密切相关，因此是乙型肝炎病毒复制活跃且有较强传染性的标志 HBeAg持续阳性的乙型肝炎患者易转为慢性肝病 HBeAg和HBsAg同时阳性的孕妇可发生乙型肝炎病毒母婴垂直传播，其感染率为70%～90% HBeAg定量试验：临床意义同定性试验，监测HBeAg含量变化，可用于观察乙型肝炎患者病情的发展及抗病毒药物的疗效

（续上表）

项目	参考范围	临床意义
乙型肝炎病毒e抗体（HBeAb）定量	各试剂厂家有差异	HBeAb是在HBeAg消失后，机体所产生的一种非保护性抗体，HBeAb阳转表示病毒复制多处于静止状态，但并不代表病毒复制停止或无传染性，20%～50%患者仍可检测到HBV-DNA，部分患者可能由于前C区基因变异，导致不能形成HBeAg所致，一般情况下HBeAb和HBeAg不会同时存在 HBeAb出现早于HBsAb，检出HBeAb提示传染性明显降低或相对降低，其中肝活检多为正常或基本正常。HBeAb出现的快慢与肝炎转归有关 在乙型肝炎急性期出现HBeAb，易发展为慢性乙型肝炎。慢性活动肝炎出现HBeAb可能进展为肝硬化。若HBsAg阳性伴有HBeAb，且ALT升高，须注意原发性肝癌的可能性

（续上表）

项目	参考范围	临床意义
乙型肝炎病毒e抗体（HBeAb）定量	各试剂厂家有差异	HBeAb阳性常伴HBcAb阳性，检出率在慢性乙型肝炎、肝硬化、肝癌患者中有逐渐递增的现象，提示多数患者乙型肝炎病毒感染时间较长 HBeAb定量试验：临床意义同定性试验，监测HBeAb含量变化，可用于观察乙型肝炎患者病情的发展及抗病毒药物的疗效

（续上表）

项目	参考范围	临床意义
乙型肝炎病毒核心抗体（HBcAb）定量	各试剂厂家有差异	HBcAb是针对HBcAg而产生的非保护性抗体，主要包括HBcAb-IgM、HBcAb-IgG、HBcAb-IgA等三型，目前临床常检测总抗-HBc。 HBcAb-IgM是感染乙型肝炎病毒后，血中最早出现的特异性抗体。急性期滴度升高，是诊断急性乙型肝炎、判断病毒复制活跃及具有强传染性的指标 HBcAb-IgM阳性还见于慢活肝。HBcAb-IgG在感染乙型肝炎病毒后1个月左右开始升高，临床上测定总HBcAb主要反映的是HBcAb-IgG水平，高滴度表明乙型肝炎病毒正在感染与复制。低滴度则表明既往感染，体内持续时间长，具有流行病学意义 监测HBeAb含量变化，可用于观察乙型肝炎患者病情的发展及抗病毒药物的疗效

（续上表）

项目	参考范围	临床意义
乙型肝炎病毒前S_1抗原（$PreS_1$）定量	各试剂厂家有差异	是反映乙型肝炎病毒感染与复制的新指标，假阳性少，可弥补乙型肝炎五项检测的缺陷、特别是病毒前C区基因变异而导致e抗原缺陷。$PreS_1$阳性的小三阳患者具有传染性
乙型肝炎病毒前C区基因突变监测	各试剂厂家有差异	治疗方案选择 乙型肝炎病毒耐药株的选择
乙型肝炎病毒（HBV）-DNA定量	各试剂厂家有差异	超出正常范围提示体内乙肝病毒继续复制，有传染性

（续上表）

项目	参考范围	临床意义
乙型肝炎病毒（HBV）-DNA定性	阴性	DNA聚合酶活力测定具有早期诊断意义。急性乙型肝炎患者在发病1个月后若HBV-DNA聚合酶活力仍持续升高，是肝炎转为慢性的征兆。对于成人，当HBV-DNA>2 000 IU/mL，且存在炎症坏死和（或）肝纤维化证据时，应给予治疗。用抗病毒药物（如干扰素、核苷类似物等）对患者进行抗病毒治疗时，血清中的病毒核酸含量是反映病毒数量和复制活跃程度最可靠的直接指标，是动态观察药物疗效的确切指标 若ALT≥2倍、HBeAg阳性者、HBV-DNA≥2×10^4 IU/mL。HBeAg阴性者，HBV-DNA≥2×10^3 IU/mL。应考虑抗病毒治疗 若出现肝炎急性发作（ALT>5倍），有发生重症肝炎或肝功能失代偿的可能，应尽早开始抗病毒治疗

（续上表）

项目	参考范围	临床意义
乙型肝炎病毒基因变异（YMDD）	荧光探针法：小于最低检测下限	检测乙型肝炎病毒多位点耐药基因相关突变有助于临床及时发现和确认丙型肝炎患者乙型肝炎病毒耐药并指导抗病毒治疗
甲型肝炎病毒（HAV）–RNA定量	PCR：$<5.0\times10^2$（各试剂厂家有差异）	增高：用于诊断甲型肝炎病毒感染，其拷贝数可以直接反映人体内甲型肝炎病毒是否存在及病毒复制活跃程度，可作为监测指标
甲型肝炎病毒（HAV）–RNA定性	阴性	粪便中检出HAV颗粒或抗原或HAV–RNA，阳性代表人体内存在甲型肝炎病毒
抗HAV–IgM	阴性	抗HAV–IgM是近期感染HAV的标志，在感染早期产生、可持续2～3个月

（续上表）

项目	参考范围	临床意义
抗HAV-IgG	阴性	若HAV-IgG型抗体长期存在，是过去感染的标志
APRI评分	<2	成人APRI评分>2分，预示患者已经发生肝硬化。APRI计算公式为（AST/ULN）×100/PLT（10^9/L），不用于CHB患者肝纤维化的诊断和分期。FIB-4=（年龄×AST）÷（血小板×ALT的平方根）。APRI作为无创肝纤维化评估的首选检测
丙型肝炎病毒（HCV）-RNA定性	阴性	HCV-RNA阳性是现症感染的标志。可作为抗病毒疗效评估的观察指标和决定干扰素的疗程

（续上表）

项目	参考范围	临床意义
丙型肝炎病毒（HCV）-RNA定量	各试剂厂家有差异	病毒复制和存在的指标，HCV-RNA水平越高，其传染性越强。HCV-RNA>10^3 IU/mL需进行抗病毒治疗。小于检测下限可作为丙型肝炎病毒无复制状态或低水平复制或无病毒感染的指标
抗HCV-IgM定性	阴性	IgM是病毒感染早期出现的抗体。IgM可作为评价丙型肝炎病毒感染慢性化和抗病毒治疗疗效以及判断预后的指标。常见于急性感染和慢性感染活动期
抗HCV-IgG定性	阴性	阳性：曾感染过丙型肝炎病毒，常与HCV-RNA联合诊断和鉴别诊断疾病活动情况。多见于慢性感染或恢复期

（续上表）

项目	参考范围	临床意义
丙型肝炎病毒抗体定量	各试剂厂家有差异	增高：感染丙型肝炎病毒。必要时检测HCV-RNA
丙型肝炎病毒核心抗原定性	阴性	对于早期病毒血症的检测是敏感的
丁型肝炎病毒抗原（HDAg）定性	阴性	阳性：体内有丁型肝炎病毒复制
丁型肝炎病毒（HDV）-RNA定性	阴性	确诊则须依赖患者血清或肝组织丁型肝炎病毒感染标志物的检测

（续上表）

项目	参考范围	临床意义
抗HDV-IgM	阴性	急性感染时持续升高
抗HDV-IgG	阴性	慢性感染时持续升高
戊型肝炎病毒（HEV）-RNA定量	各试剂厂家有差异	用于戊型肝炎病毒诊断，其拷贝数直接反映人体内戊型肝炎病毒是否存在及复制活跃程度，可作为监测指标的标准
戊型肝炎病毒（HEV）-RNA定性	阴性	具备急性肝炎临床表现，同时血HEV-RNA阳性或粪便HEV-RNA阳性或检出戊型肝炎病毒颗粒，可确诊为戊型肝炎
抗HEV-IgG	阴性	抗HEV-IgG阳性：感染后3～4个月达高峰，可长期存在。现症、既往感染、无症状感染或亚临床感染均可阳性

（续上表）

项目	参考范围	临床意义
抗HEV-IgM	阴性	抗HEV-IgM阳性，可作为诊断戊型肝炎病毒急性感染的指标，2～3周达高峰，3～6个月后消退
庚型肝炎病毒（HGV）-IgG定性	阴性	庚型肝炎病毒感染的主要标志，主要通过血液传播，多见于与慢性乙型肝炎混合感染
庚型肝炎病毒（HGV）-RNA定性	阴性	用于诊断庚型肝炎病毒感染
庚型肝炎病毒（HGV）-RNA定量	各试剂厂家有差异	诊断庚型肝炎病毒感染。其拷贝数直接反映人体内庚型肝炎病毒是否存在及复制活跃程度，可作为监测指标的标准

7.2 消化系统疾病指南解读

疾病	类别	项目	指南或共识要点	参考资料
肝硬化	诊断指标	肝组织活检[1]	肝活检见假小叶形成可建立诊断（影像学征象不明显时）	[1]《经颈静脉肝内门体静脉分流术治疗肝硬化门静脉高压共识意见》2014 [2]《日本胃肠病学会肝硬化循证医学临床实践指南》2015 [3]《肝硬化腹水中医诊疗规范专家共识意见》2012

（续上表）

疾病	类别	项目	指南或共识要点	参考资料
肝硬化	筛查指标	肝功能[1]	从胆红素代谢障碍、肝细胞受损、肝合成功能降低反映肝功减退	［1］《经颈静脉肝内门体静脉分流术治疗肝硬化门静脉高压共识意见》2014 ［2］《日本胃肠病学会肝硬化循证医学临床实践指南》2015 ［3］《肝硬化腹水中医诊疗规范专家共识意见》2012
		血常规[1]	血小板降低是较早出现的门静脉高压信号，随脾大、脾功能亢进加重，RBC和WBC降低	
		腹水常规[1]	未感染的肝硬化腹水为漏出液，合并感染则呈典型渗出液 诊断性穿刺得到的腹水需要测定总蛋白、白蛋白、乳酸脱氢酶、细胞计数及细胞分类计数。必要时可以进行革兰阴性染色和抗酸染色	

（续上表）

疾病	类别	项目	指南或共识要点	参考资料
肝硬化	筛查指标	细菌培养/药敏试验[1]	血性腹水考虑合并肝癌、门静脉血栓形成、结核性腹膜炎	[1]《经颈静脉肝内门体静脉分流术治疗肝硬化门静脉高压共识意见》2014 [2]《日本胃肠病学会肝硬化循证医学临床实践指南》2015 [3]《肝硬化腹水中医诊疗规范专家共识意见》2012
		乙肝标志物定性定量[1]	病因诊断	
	监测指标	HBV-DNA[2]	HBV-DNA阳性予以抗HBV治疗，去除或减轻病因	
		腹水常规/细菌培养/药敏试验[3]	治疗性腹腔穿刺术后腹水检查了解病情变化；并发感染时抗生素选择	
		碱性磷酸酶（ALP）[3]	输注白蛋白后ALP检查	
		甲胎蛋白（AFP）[3]	定期随访，早期发现癌变	
		谷丙转氨酶（ALT）HBeAg[3]	对于失代偿期乙型肝炎肝硬化患者，富马酸替诺福韦酯和恩替卡韦在改善肝功能（ALT水平正常化）和HBeAg血清学阴转方面疗效相似	

7.3 乙型肝炎模式解读

HBsAg	HBsAb	HBeAg	HBeAb	HBcAb	临床意义
−	−	−	−	−	过去和现在未感染过HBV
−	−	−	−	+	①既往感染，未能测出HBsAb；②恢复期HBsAg已消，HBsAb尚未出现；③无症状HBsAg携带着
−	−	−	+	+	既往感染过HBV 急性HBV感染恢复期 少数标本仍有传染性：①HBV感染已过；②HBsAb出现前的窗口期
−	+	−	−	−	①注射过乙肝疫苗有免疫；②既往感染；③假阳性1%~6%
−	+	−	+	+	急性HBV感染后恢复
+	−	−	−	+	①急性HBV感染；②慢性HBsAg携带者；③传染性弱

（续上表）

HBsAg	HBsAb	HBeAg	HBeAb	HBcAb	临床意义
－	＋	－	－	＋	既往感染，仍有免疫力。HBV感染，恢复期
＋	－	－	＋	＋	①急性HBV感染趋向恢复；②慢性HBsAg携带者；③传染性弱。即俗称的“小三阳”
＋	－	＋	－	＋	急性或慢性乙型肝炎感染。提示HBV复制，传染性强。即俗称的“大三阳”
＋	－	－	－	－	①急性HBV感染早期，急性HBV感染潜伏期；②慢性HBV携带者，传染性弱
＋	－	－	＋	－	①慢性HBsAg携带者易转阴；②急性HBV感染趋向恢复

（续上表）

HBsAg	HBsAb	HBeAg	HBeAb	HBcAb	临床意义
+	−	+	−	−	急性HBV感染早期或慢性携带者，传染性强
+	−	+	+	+	①急性HBV感染趋向恢复；②慢性携带者
+	+	−	−	−	①亚临床型HBV感染早期；②不同亚型HBV二次感染
+	+	−	−	+	①亚临床型HBV感染早期；②不同亚型HBV二次感染
+	+	−	+	−	亚临床型或非典型性感染
+	+	−	+	+	亚临床型或非典型性感染
+	+	+	−	+	亚临床型或非典型性感染早期。HBsAg免疫复合物，新的不同亚型感染

（续上表）

HBsAg	HBsAb	HBeAg	HBeAb	HBcAb	临床意义
−	−	+	−	−	①非典型性急性感染；②见于HBcAb出现之前的感染早期，HBsAg滴度低而呈阴性，或呈假阳性
−	−	+	−	+	非典型性急性感染
−	−	+	+	+	急性HBV感染中期
−	+	−	+	−	HBV感染后已恢复
−	+	+	−	−	非典型性或亚临床型HBV感染
−	+	+	−	+	非典型性或亚临床型HBV感染
−	−	−	+	−	急性HBV感染趋向恢复
+	+	+	+	+	①一种亚型的HBsAg及异型的HBsAb（常见）；②血清从HBsAg转化为HBsAb的过程（少见）

（续上表）

HBsAg	HBsAb	HBeAg	HBeAb	HBcAb	临床意义
－	＋	＋	＋	－	少见
－	＋	＋	＋	＋	少见
－	－	＋	＋	－	少见
＋	－	＋	＋	－	少见
＋	＋	＋	－	－	少见
＋	＋	＋	＋	－	少见

八、肿　瘤

8.1　各种肿瘤常见检验项目

项目	参考范围	临床意义
甲胎蛋白（AFP）	化学发光法：<8.1 ng/mL ELISA法：<20 ng/mL	AFP明显升高：原发性肝癌，常>300 ng/mL，但也有部分肝癌患者AFP始终不升高 病毒性肝炎、肝硬化可不同程度升高，但一般<300 ng/mL，随受损肝细胞恢复其含量可变正常；生殖系统肿瘤和胚胎性肿瘤如睾丸癌、畸胎瘤等 妊娠，3个月开始升高，7～8个月高峰，一般<400 ng/mL，分娩后3周恢复正常。若孕妇AFP异常升高，考虑胎儿神经管缺损畸胎癌可能

（续上表）

项目	参考范围	临床意义
癌胚抗原（CEA）	化学发光法：<5.0 ng/mL	增高：结肠癌、直肠癌、胰腺癌、肺癌、乳腺癌、胃癌以及转移性肝癌。肠道息肉、结肠炎、肝硬化、肝炎、胰腺炎和肺部疾病等可见不同程度升高；33%的吸烟者CEA升高
糖类抗原125（CA-125）	化学发光法：<35.0 IU/mL	增高：卵巢癌，阳性率61.4%，患者手术或化疗有效者很快下降，复发时升高先于临床症状 其他非卵巢恶性肿瘤也有一定的阳性率，如乳腺癌40%、胃癌47%、胰腺癌50%、肺癌 41.1%、结肠癌与直肠癌34.2%、其他妇科肿瘤43% 非恶性肿瘤，如子宫内膜异位症、盆腔炎、卵巢囊肿、胰腺炎、肝炎、肝硬化等疾病可不同程度升高；妊娠早期，CA125也可升高

（续上表）

项目	参考范围	临床意义
糖类抗原19–9（CA19–9）	化学发光法：<27.0 IU/ mL	增高：胰腺癌、胆囊癌、胆管壶腹癌时，血清CA19–9水平明显升高，阳性率74.9% 胃癌的阳性率为50%，结肠癌与直肠癌及肺癌的阳性率为60%；肝癌的阳性率为65%；其他恶性肿瘤如乳腺癌、卵巢癌及肺癌等也有一定的阳性率。某些消化道炎症，如急性胰腺炎、胆囊炎、胆汁淤积性胆管炎、肝炎、肝硬化等疾病，CA19–9也有不同程度的升高

（续上表）

项目	参考范围	临床意义
糖类抗原15-3（CA15-3）	化学发光法：<25.0 IU/mL	增高：乳腺癌，阳性率早期30%，转移性乳腺癌80% 其他恶性肿瘤如肺癌、结肠癌、胰腺癌、卵巢癌、子宫颈癌、原发性肝癌可有不同程度阳性率 肝脏、胃肠道、肺、乳腺、卵巢等非恶性肿瘤疾病，阳性率一般低于10%
糖类抗原242（CA 242）	ELISA法：0 ~ 20 U/mL	增高：胰腺癌、结直肠癌、胃癌等；良性肝外胆汁淤积患者。CA242升高的比例低于CA19-9

（续上表）

项目	参考范围	临床意义
β$_2$-微球蛋白（β$_2$-MG）	免疫比浊法： 尿液：0.1～0.3 mg/L 血清：1.0～3.0 mg/L	增高：恶性肿瘤，如肝癌、肺癌、胃癌、结肠癌、直肠癌、多发性骨髓瘤、非霍奇金淋巴瘤、慢性淋巴细胞白血病等，血β$_2$-MG升高 肾脏疾病如急慢性肾盂肾炎、先天性肾小管酸中毒、肾小管药物性损伤、肾小管重金属中毒性损伤等，尿中β$_2$-MG升高 肾移植排斥反应时，尿中β$_2$-MG升高 免疫性疾病如系统性红斑狼疮、干燥综合征、类风湿性关节炎、艾滋病等，血清中β$_2$-MG升高

（续上表）

项目	参考范围	临床意义
前列腺特异性抗原（PSA）［包括游离PSA（fPSA）和总PSA（tPSA）］	化学发光法（ng/mL）： PSA＜4.0 fPSA＜0.8 tPSA＜3.28 fPSA/tPSA＞0.16	增高：前列腺癌，但有约25%前列腺癌患者PSA水平正常，而约50%的良性前列腺疾病患者PSA水平增高 前列腺肥大、前列腺炎和泌尿生殖系统的疾病，也可见PSA水平升高，故当PSA在4.0～10.0 ng/mL的灰区时，需进行fPSA和fPSA/tPSA比值测定，若tPSA、fPSA同时升高，而且fPSA/tPSA比值＜0.16时，前列腺癌风险会增加，建议进行前列腺活检 ［注］采集患者血标本之前，应注意避免进行直肠指检、前列腺按摩、导尿等，将会导致血清PSA升高

（续上表）

项目	参考范围	临床意义
神经元特异性烯醇化酶（NSE）	化学发光法：0~16.3 ng/mL	增高：肺腺癌、肺鳞癌、大细胞肺癌等非小细胞肺癌；神经母细胞瘤异常升高，而Wilms瘤则升高不明显；神经内分泌细胞肿瘤，如嗜铬细胞瘤、胰岛细胞瘤、甲状腺髓样癌、黑色素瘤、视网膜母细胞瘤等血清NSE也可增高 溶血标本可引起假阳性

（续上表）

项目	参考范围	临床意义
角蛋白抗原21-1（CYF21-1）	电化学发光法：<3.3 ng/mL	非小细胞肺癌等肿瘤的诊断：各类非小细胞肺癌阳性检出率为70%～85%，且水平高低与肿瘤临床分期正相关 对各型肺癌诊断的敏感性依次为：鳞癌>腺癌>大细胞癌>小细胞癌 可作为肺癌手术和放化疗后追踪早期复发的有效指标 其他肿瘤，如头颈部、乳腺、宫颈、膀胱、消化道肿瘤均有一定的阳性率

（续上表）

项目	参考范围	临床意义
鳞状上皮细胞癌抗原（SCC）	化学发光法：0 ~ 1.5 ng/mL	增高：子宫颈癌、肺和头颈部鳞癌时，血清SCC升高，且随病情加重而增高。子宫颈癌阳性率较高，45% ~ 83%；肺鳞癌阳性率39% ~ 78%；头颈部癌阳性率34% ~ 78%；食道癌阳性率30% ~ 39%。肝炎、肝硬化、肺炎、肾功能衰竭、结核等疾病血清SCC也可见升高 ［注］血液标本应避免汗液、唾液和其他体液污染，否则出现假阳性
糖类抗原50（CA50）	化学发光法：0 ~ 25 U/mL	增高：胰腺癌、结直肠癌和胃癌等消化道肿瘤

（续上表）

项目	参考范围	临床意义
人绒毛膜促性腺激素（HCG）	化学发光法：<10.0 U/ mL	增高：滋养层肿瘤和生殖细胞肿瘤，如葡萄胎、绒毛膜细胞癌、精原细胞性睾丸癌等，绒毛膜细胞癌HCG100%升高，可达100万mIU/mL，胚胎性肿瘤除HCG升高外，AFP也呈阳性 其他恶性肿瘤，如乳腺癌等也可见升高，但阳性率较低；良性疾病，如卵巢囊肿、子宫内膜异位症、肝硬化等HCG也可见升高

（续上表）

项目	参考范围	临床意义
组织多肽抗原（TPA）	ELISA法：0～12 ng/mL	增高：恶性肿瘤，如膀胱癌、前列腺癌、乳腺癌、卵巢癌和消化道肿瘤等。TPA对膀胱转移细胞癌的诊断敏感性高。TPA水平与肿瘤细胞的增值分化相关联，如肿瘤治疗有效，TPA水平降低；若TPA再次升高，提示有肿瘤复发。TPA和CEA同时检测，有利于恶性与非恶性乳腺癌的鉴别诊断。急性肝炎、胰腺炎、肺炎及妊娠后期等血清中TPA也可升高
前列腺酸性磷酸酶（PAP）	化学发光法：0～2 ng/mL	增高：前列腺癌，特别是在前列腺癌第3、4期时PAP诊断前列腺癌的特异度比PSA高，可达96%，但灵敏度低，约57%。因此，PSA和PAP应联合检测。前列腺肥大、前列腺炎和泌尿生殖系统疾病，也可见升高

（续上表）

项目	参考范围	临床意义
铁蛋白（Fer）	化学发光法： 男性15～200 μg/L 女性12～150 μg/L	增高：各种恶性肿瘤，如白血病、淋巴瘤、胰腺、肺和肝脏的实体肿瘤及乳腺癌复发或转移等；各种炎症感染、急性心肌梗死、反复输血等；肝硬化、肝坏死及其他慢性肝病等
α-L-岩藻糖苷酶（AFU）	速率比浊法：0～40 U/L	增高：原发性肝癌显著增高。AFP阴性肝癌患者中AFU可见升高，尤其是小肝癌，AFU阳性率显著高于AFP，两者联合检测可提高肝癌的检出率。其他恶性肿瘤，如肺癌、结肠癌、乳腺癌、子宫颈癌等也可有部分病例AFU升高；慢性肝炎、肝硬化患者部分病例AFU升高，病情好转后会下降；妊娠期间，AFU升高，分娩后迅速下降

（续上表）

项目	参考范围	临床意义
降钙素（CT）	化学发光法：＜100 ng/ mL	增高：甲状腺髓样癌，其他肿瘤，如肺癌、乳腺癌、胰腺癌 肾功能衰竭患者CT常升高 ［注］CT在血液中的半衰期短，约为10 min，样本收集后应及时处理，冷冻保存
糖类抗原72-4（CA72-4）	化学发光法：0 ~ 6.9 U/ mL	增高：胃癌、黏液性卵巢癌等。CA72-4对胃癌特异性明显优于CA19-9和CEA。卵巢癌时CA72-4也明显升高

（续上表）

项目	参考范围	临床意义
抗Epstein-Barr病毒[衣壳抗原（VCA）、早期抗原（EA）]抗体IgA（VCA-IgA/EA-IgA）	间接免疫荧光法或酶联免疫测定法或免疫印迹法：阴性	阳性：EB病毒感染。感染后常终身携带IgA抗体，并建立潜伏感染状态。EB病毒感染与传染性单核细胞增多症、Burkitt淋巴瘤、鼻咽癌、霍奇金病、器官移植后B细胞淋巴瘤、艾滋病相关淋巴瘤等都密切相关
胸苷激酶-1（TK1）	增强化学发光法：0～2.0 pmol/L	增高：TK1属细胞增殖标志物。TK1浓度随着细胞增殖程度和/或重量恶性程度增高而升高。也可以作为肿瘤早期筛查参考标志物，是肿瘤复发与转移风险评估的广谱标志物

（续上表）

项目	参考范围	临床意义
恶性肿瘤特异性生长因子（TSGF）	速率比浊法：0 ~ 64 U/mL	增高：对喉癌、鼻咽癌、甲状腺癌、腮腺癌、口腔鳞癌等辅助诊断有一定意义
免疫球蛋白轻链（κ，λ）	免疫比浊法： κ：血清0.598 ~ 1.329 g/L，尿液<18.5 mg/L λ：血清0.280 ~ 0.665 g/L，尿液<500 mg/L	增高：多发性骨髓瘤、慢性淋巴细胞白血病、巨球蛋白血症、淀粉样变性、恶性肿瘤、良性轻链病、溢出性肾病等

（续上表）

项目	参考范围	临床意义
血清免疫固定电泳（IFE）	清蛋白：0.55～0.69 球蛋白α1：0.03～0.08 球蛋白α2：0.04～0.09 球蛋白β：0.04～0.13 球蛋白γ：0.10～0.18	对多发性骨髓瘤、Waldenstrom巨球蛋白血症、分泌型骨髓瘤、轻链病、重链病等疾病有诊断意义
尿本周氏蛋白（尿BJP）	对–甲苯磺酸法：阴性	辅助诊断多发性骨髓瘤
糖类抗原549（CA549）	ELISA法：<11 kU/L	是乳腺癌辅助诊断的标志物。增高：50%乳腺癌、卵巢癌、40%前列腺癌、33%肺癌患者。早期敏感性低，但特异性好，升高可作为乳腺癌复发、转移的信号

（续上表）

项目	参考范围	临床意义
人附睾分泌蛋白4（HE4）	化学发光法（pmol/L）： ＜39岁：＜60.5 40～49岁：＜74.3 50～59岁：＜76.2 60～69岁：＜82.9 ＞70岁：＜104	增高：卵巢癌、子宫内膜癌，少见于肺腺癌及间皮癌。HE4在早期（I期）卵巢癌中的敏感性高于CA125，两者联合使用能更好地判断盆腔肿块的良、恶性
雌激素受体（ER）	免疫组化法：阴性	ER与肿瘤的生长相关，阴性表示肿瘤预后良好

（续上表）

项目	参考范围	临床意义
乳腺癌相关基因erb-B2	免疫组化法：阴性	erb-B2阳性预示乳腺癌前病变，在乳腺癌诊断中作为一个独立的指标
唾液酸（SA）	速率法：472 ~ 584 μg/mL	对消化道肿瘤诊断和预后判断有重要意义。常作为广谱肿瘤标志物
胃泌素释放肽前体	化学发光法：<50 pg/mL	可作为小细胞肺癌诊断和鉴别诊断的首选标志物
胰腺癌相关基因SPan-1	<30 kU/L	辅助诊断胰腺癌
胰腺癌相关基因Dupan-2	<400 kU/L	辅助诊断胰腺癌

（续上表）

项目	参考范围	临床意义
胰腺癌相关基因CAM1 7.1		辅助诊断胰腺癌
胰腺癌相关基因CA19-5		辅助诊断胰腺癌
K-ras癌基因	无发生突变	胰腺癌K-ras癌基因突变率为80%～95%，而慢性胰腺炎没有此突变
c-erbB-2癌基因	无发生突变	c-erbB-2癌基因是胰腺导管上皮内瘤形成的进展指标，在肿瘤的浸润和转移中具有一定的作用，对胰腺癌的早期诊断具有一定价值

（续上表）

项目	参考范围	临床意义
p53基因	无发生突变	对p53突变的检测可以作为对胰腺癌诊断和临床过程预测的工具，p53在胰腺癌中表达率为41%。与肿瘤分级、DNA倍数，S期分数及其他临床变量及预后无关
糖类抗原494（CA494）	3.8～9.9 μg/mL	辅助诊断胰腺癌
人表皮生长因子受体（HER2）	HER2阳性判定参照ASCO/CAP指南或中国相关的指南： 免疫组化（IHC）：3+ FISH检测：HER2/CEP17比值≥2.0 HER2基因拷贝数：≥6个信号/细胞	HER2是指重要的乳腺癌预后判断因子，HER2阳性的乳腺癌患者，其临床特点和生物学行为有特殊表现，治疗模式也与其他类型的乳腺癌有很大的区别

（续上表）

项目	参考范围	临床意义
波形蛋白	免疫组化法：阴性	波形蛋白主要表达于间充质细胞。可作为上皮源性肿瘤的预后指标
循环肿瘤细胞（CTC）	免疫细胞化学法：阴性	对于患者预后判断、疗效评价和个体化治疗有重要的指导作用
抑制素	电化学发光法：75~350 pg/mL	颗粒细胞瘤、卵巢黏液性癌与其他卵巢上皮性癌、卵巢性索间质肿瘤与其他卵巢肿瘤的筛查

（续上表）

项目	参考范围	临床意义
金属蛋白酶组织抑制因子（TIMP）	ELISA法：阴性	阳性：食管磷状细胞癌、血管癌
血管内皮细胞受体家族（VEGF–R）	ELISA法：<200.6 ng/L	VEGF–R在肝癌患者中高表达，对癌症患者新生血管形成及肿瘤生长和转移起重要作用
前列腺健康指数（PHI）	20～29岁：8.66～23 30～39岁：10.29～53.57 40～49岁：8.19～16.76 60～69岁：23.96～61.75	和PSA一起联合应用，提高前列腺癌的检出率

（续上表）

项目	参考范围	临床意义
前列腺特异性抗原同源异构体（p2PSA）	0～29岁：2.22～5.91 pg/mL 30～59岁：4.66～11.74 pg/mL 60～89岁：7.44～18.63 pg/mL	血清p2PSA检验效能显著好于前列腺特异性抗原（PSA），是前列腺肿瘤理想的标志物
PSA倍增时间（PSADT）	≥6个月	PSA倍增时间（PSADT）是通过血清PSA动力学研究得到的监测指标，可评估前列腺癌疾病进展
PSA密度（PSAD）	<0.15	和前列腺癌分期和危险因素分级高度相关
PSA速率	每年增加PSA<0.75 ng/mL	PSA速率在前列腺癌的诊断中意义更显著

8.2 肿瘤标志物的联合应用

一种肿瘤分泌多种肿瘤标志物（TM），而不同的肿瘤或同种肿瘤的不同组织类型可表达相同的肿瘤标志物。在不同的肿瘤患者体内，TM的质和量变化也较大。因此，单独测一种TM，可能会因为测定方法的敏感性不够而出现假阴性，而联合检测多种肿瘤标志物有利于提高检出的阳性率。所以在实际工作中，应选择一些敏感性好，特异性较高，可以互补的TM联合测定，以提高肿瘤的检出率。如胰腺癌的诊断可用CA19-9、CA50、CEA和CA125联合测定。肿瘤标志物联合测定的临床应用推荐见下表。

肿瘤	首选标志物	补充标志物
肺癌	CEA、NSE、CYFRA21-1	TPA、SCC、ACTH、CT、CA72-4、Fer
肝癌	AFP	AFU、γ-GGT、ALP
乳腺癌	CA15-3	CEA、CA72-4、TPA、HCG、ER、erb-B2、Fer
胃癌	CA72-4	CEA、CA19-9、CA50、CA242、Fer、SA

（续上表）

肿瘤	首选标志物	补充标志物
胰腺癌	CA19-9	CEA、TPA、CA50、CA242、Fer、CA72-4、ALP
前列腺癌	PSA	fPSA、tPSA、PAP 、ALP
结肠直肠癌	CEA	CA19-9、CA72-4、NSE
卵巢癌	CEA125、HE4	CEA、HCG、CA19-9、TP、AFP、LD
睾丸肿瘤	AFP、HCG	LDH
宫颈癌	SCC	CA125、CEA、TPA
膀胱癌	无	TPA、CEA
骨髓瘤	β_2-MG、κ 、λ	
淋巴瘤	β_2-MG	Ki-67、LD2
肾癌	无	CA15-3、NSE、肾素

8.3 常见肿瘤疾病指南解读

疾病	类别	项目	指南或共识要点	参考资料
肺癌	诊断指标	NSE	小细胞肺癌的诊断和治疗反应监测	《肺部结节诊治中国专家共识》2015
		CYFRA21-1	对肺鳞癌的诊断敏感性特异性有参考价值	
		SCC	对肺鳞癌的监测指标和预后判断有一定参考价值	
		胃泌素释放肽前体	可作为小细胞肺癌诊断和鉴别诊断的首选标志物	
	筛查指标	CEA	肺结节的风险评估，辅助诊断是否有肺部癌症病变，判断肺癌预后及治疗过程监测	

九、心血管系统

9.1 心血管系统常见检验项目

项目	参考范围	临床意义
总胆固醇（CHOL、TCH）	酶法（CHOD-PAP法）： 2.8～6.5 mmol/L	营养学评价 血清TCH增高：①原发性高TCH血症；②继发性高TCH血症等；③长期的高胆固醇、高饱和脂肪酸和高热量饮食及饮酒过量 血清TCH降低：①原发性低TCH血症；②继发性低TCH血症等
甘油三酯（TG）	酶法（GPO-PAP法）： 0.56～1.81 mmol/L	血清TG增高：①原发性高TG血症；②继发性高TG血症；③长期禁食或高脂饮食以及大量饮酒 血清TG降低：甲状腺功能亢进、肾上腺皮质功能减退及肝功能严重障碍等

（续上表）

项目	参考范围	临床意义
高密度脂蛋白胆固醇（HDL-C）	直接法：1.03 ~ 1.89 mmol/L	血清HDL-C增高：①胆固醇酯转移蛋白（CETP）缺乏症、慢性阻塞性肺疾病（COPD）及原发性胆汁性肝硬化等；②饮酒及长期体力活动者 血清HDL-C降低：心脑血管疾病、糖尿病、慢性肾功能不全、急性或慢性肝病、甲状腺功能异常和严重营养不良等疾病
低密度脂蛋白胆固醇（LDL-C）	直接法：1.95 ~ 3.20 mmol/L	血清LDL-C增高主要是胆固醇的增多，表现为Ⅱa或Ⅱb型高脂蛋白血症 ①低甲状腺素血症、肾病综合征、糖尿病、肝脏疾病和慢性肾功能衰竭等；②血卟啉症、神经性畏食以及妊娠 血清LDL-C减低：高甲状腺素血症、急性心肌梗死、骨髓瘤、创伤、严重肝脏疾病及Reye综合征等

（续上表）

项目	参考范围	临床意义
极低密度脂蛋白胆固醇（VLDL-C）	直接法： 0.21 ~ 0.78 mmol/L	血清VLDL-C增高主要是三酰甘油的增多，表现为Ⅳ、Ⅴ或Ⅱb型高脂蛋白血症，可见于：糖尿病、低甲状腺素血症、肾病综合征、尿毒症、胰腺炎和系统性红斑狼疮等 血清VLDL-C减少可见于：高甲状腺素血症、骨髓瘤、创伤、肝脏疾病及Reye综合征等
氧化修饰低密度脂蛋白（OX-LDL）	ELISA法： 340 μg/L	增高见于冠心病、高血压
载脂蛋白A-1（ApoA-1）	免疫比浊法： 1.2 ~ 1.8 g/L	目前认为，ApoA-1的含量与冠状动脉的病变程度呈负相关，可以作为心脑血管疾病诊断的辅助指标 ApoA-1降低可见于冠心病、肾病综合征、营养不良、肝功能低下和糖尿病等

（续上表）

项目	参考范围	临床意义
载脂蛋白AⅡ、CⅡ、E（ApoAⅡ、ApoCⅡ、ApoE）	免疫比浊法： ApoAⅡ：0.3～0.4 g/L ApoCⅡ：0.03～0.05 g/L ApoE：0.03～0.06 g/L	高脂血症Ⅰ型：AⅡ降低，CⅡ显著增高，E显著增高 高脂血症Ⅱa型：AⅡ、CⅡ均正常，E正常或增高 高脂血症Ⅱb型：AⅡ正常，CⅡ增高，E正常或增高 高脂血症Ⅲ型：AⅡ正常，CⅡ、E显著增高 高脂血症Ⅳ型：AⅡ正常，CⅡ显著增高，E增高 高脂血症Ⅴ型：AⅡ正常，CⅡ、E显著增高 急性肝炎：AⅡ降低，CⅡ正常，E显著增高 肝硬化：AⅡ、CⅡ降低，E不定 急性心梗：AⅡ降低，CⅡ、E正常 阻塞性黄疸：AⅡ明显降低，CⅡ增高，E明显增高

（续上表）

项目	参考范围	临床意义
载脂蛋白E（ApoE）	免疫比浊法：20～60 mg/L	ApoE的基因位点具有遗传多态性，多态性与个体血脂水平及动脉粥样硬化的发生发展密切相关
载脂蛋白CⅢ（ApoCⅢ）	单向免疫扩散法：90～164 mg/L	载脂蛋白CⅢ是极低密度脂蛋白胆固醇的主要载脂蛋白，也存在于高密度脂蛋白-胆固醇和低密度脂蛋白-胆固醇中，ApoCⅢ升高：高脂血症
脂蛋白a（Lpa）	免疫比浊法：0～300 mg/L	Lpa是公认的致动脉粥样硬化的独立危险因素，如LDL和Lpa都增高，则危险性为正常人的8倍 Lpa降低见于严重肝病

（续上表）

项目	参考范围	临床意义
脂蛋白-X（LP-X）	免疫比浊法：<100 mg/L	Lp-X是出现在阻塞性黄疸患者血清中的一种异常的低密度脂蛋白，其生成与胆汁中的卵磷脂反流有关。肝外胆道的梗阻比肝内的阻塞引起的胆汁淤积程度要更为严重，其参考的鉴别值为2 000 mg/L 在急性肝炎、肝癌、胆道疾病、原发性胆汁性肝硬化、先天性胆道闭锁不全等疾病时，均可见LP-X的增高
血浆脂蛋白磷脂酶A2（LP-PLA2）	比色法：1.0 ~ 5.6 U/L	作为动脉粥样硬化炎症水平的临床指标，在健康体检中作为动脉粥样硬化以及其并发症初筛指标

（续上表）

项目	参考范围	临床意义
脂蛋白电泳	β脂蛋白或LDL：0.42～0.63 前β脂蛋白或VLDL：0.03～0.18 α脂蛋白或HDL：0.23～0.46	HDL迁移最快，可到达α_2-球蛋白的位置。临床进行脂蛋白电泳，主要用于脂蛋白分型和高脂血症评价
天门冬氨酸氨基转移酶（谷草转氨酶）（AST）	速率法： 男：0～40 U/L 女：0～35 U/L	心肌中AST含量最为丰富，因此其对心肌梗死的诊断具有一定意义，当发生AMI时血清AST活性一般上升至参考值上限4～5倍，如果AST活性达参考值上限10～15倍，往往有致死性的梗死发生

（续上表）

项目	参考范围	临床意义
天门冬氨酸氨基转移酶（谷草转氨酶）（AST）	速率法： 男：0～40 U/L 女：0～35 U/L	肝细胞也含有较多的AST，因此各种肝病时，AST随着ALT活性升高而上升，AST/ALT比值测定对肝病的鉴别诊断有一定意义。急性病毒性肝炎时，比值<1。慢性肝炎、肝硬化时比值常>1，原发性肝癌时比值常>3，故同时测定ALT、AST活性，并观察其在病程中变化，对肝病的鉴别诊断和病情监测有重要意义
肌酸激酶（CK）	速率法： 男：24～194 U/L 女：24～170 U/L	对诊断心肌梗死较AST、LDH的特异性高，但此酶增高持续时间短，2～4天就恢复正常。病毒性心肌炎时也明显升高，对诊断及预后有参考价值

（续上表）

项目	参考范围	临床意义
肌酸激酶-MB同工酶（CK-MB）活性	速率法：0 ~ 25 U/L	可用于较早期诊断AMI，也可用于估计梗死范围大小或再梗死
肌酸激酶-MB同工酶（CK-MB）质量	免疫荧光法：0.6 ~ 6.3 μg/L	CK-MB的质量测定可以作为溶栓治疗后心肌再灌注的非创伤性评估指标
乳酸脱氢酶（LDH）	速率法：成人（20 ~ 79岁）：120 ~ 250 U/L	LDH分布广泛，升高：心肌梗死，肝炎，溶血，肿瘤及肾、肺、肌肉等部位的多种疾病

（续上表）

项目	参考范围	临床意义
α-羟丁酸脱氢酶（α-HBDH）	速率法：80～220 U/L	主要用于心肌坏死和肝功能障碍评价 AMI时，α-HBDH与LDH同期升高，α-HBDH/ LDH比值>0.8或通常>1，增高1～10倍以上并与LDH演变相一致或稍早。肝病时也可见升高，但α-HBDH/LDH比值常<0.6
心肌肌钙蛋白（cTn）	免疫荧光法：0～1.5 ng/L	作为心肌损伤的敏感的和特异的血清标志物cTn主要包括心肌肌钙蛋白T（cTnT）、心肌肌钙蛋白I（cTnI）和心肌肌钙蛋白C（cTnC） 急性心肌梗死患者cTn动态变化曲线和CK-MB很相近，急性心肌梗死后4～8 h在血清中高于决定值，出现晚于肌红蛋白，但其升高持续时间长，cTn一旦升高往往持续4～10天，甚至可达3周 cTnT还可用于评估溶栓疗法的成功与否，观察冠状动脉是否复通 目前cTnI被认作是一个心肌细胞死亡的最敏感和最特异的标志物，正成为当今诊断AMI的“黄金标准”

（续上表）

项目	参考范围	临床意义
超敏C-反应蛋白（hs-CRP）	免疫比浊法：<3.0 mg/L	hs-CRP水平高的人患心血管病的风险较高，反之则低。与hs-CRP在正常区间低限个体相比，在正常区间高限的个体心脏病发作风险要高1.5～4倍 美国心脏学会、美国疾病预防与控制中心定义的风险分组如下： ①低风险：低于1.0 mg/L；②一般风险：1.0～3.0 mg/L；③高风险：高于3.0 mg/L；④其他的风险因子包括高水平胆固醇、低密度脂蛋白胆固醇、甘油三酯和血糖；⑤吸烟、高血压和糖尿病也增加风险水平

（续上表）

项目	参考范围	临床意义
C-反应蛋白（CRP）	免疫比浊法：0～8 mg/L	CRP是急性时相反应蛋白之一，其可为炎症相关性疾病的诊断、治疗和监控提供有用信息
脑型糖原磷酸化酶（GPBB）	免疫比浊法：0～7.0 μg/L	急性心肌梗死胸痛发作4 h，血清GPBB显著增高，是最早达到病理浓度的标志物，GPBB可作为非侵入的评估溶栓治疗有效性标志物
肌红蛋白（MYO或Mb）	免疫荧光法：6～80 μg/L	当AMI患者发作后细胞质中Mb释放入血，2 h即升高，6～9 h达高峰，24～36 h恢复至正常水平。Mb的阴性预测价值为100%。在胸痛发作2～12 h，如Mb阴性可排除急性心肌梗死

（续上表）

项目	参考范围	临床意义
B-型脑钠肽（BNP）	免疫荧光法：1.5 ~ 9 pmol/L	高于正常结果表明出现心力衰竭，血液中BNP的水平与心力衰竭的严重性正相关。高水平BNP与病程结果（预后）不佳有关。心衰的诊断和鉴别诊断：如BNP＜100 ng/L，心衰可能性很小，其阴性预测值为90%。如BNP＞400 ng/L，心衰可能性很大，其阳性预测值为90% 鉴别心源性呼吸困难：检测BNP有助于鉴别诊断原发性肺病导致的急性呼吸困难与心力衰竭导致的急性呼吸困难。原发性肺病导致的急性呼吸困难患者BNP浓度正常，而心力衰竭导致的急性呼吸困难患者BNP浓度明显高于正常

（续上表）

项目	参考范围	临床意义
氨基末端-B型脑钠肽前体（NT-proBNP）	免疫荧光法： <75岁： 0～ 300 pg/mL ≥75岁： 0～ 450 pg/mL	NT-proBNP是临床上较好的用于诊断心衰（HF）的标记物。NT-proBNP的增高与心衰的程度有关，对于左心室功能障碍或AMI的死亡率有独特的预报价值。可以用于HF患者的病情估计、监测指标、预后判断或危险性分类 高于正常结果表明出现心力衰竭，血液中NT-proBNP的水平与心力衰竭的严重性正相关。高水平NT-proBNP与病程预后不佳有关。①心衰的诊断和鉴别诊断：如NT-proBNP<400 ng/L，心衰可能性很小，其阴性预测值为90%。如NT-proBNP>1 500 ng/L，心衰可能性很大，其阳性预测值为90%。急诊就医的明显气急患者，如NT-proBNP水平正常或偏低，几乎可以除外急性心衰的可能性。②心

（续上表）

项目	参考范围	临床意义
氨基末端-B型脑钠肽前体（NT-proBNP）	免疫荧光法： ＜75岁： 0～300 pg/mL ≥75岁： 0～450 pg/mL	衰的危险分层：对于有严重症状的HF患者，其NT-proBNP水平升高尤为明显。血浆NT-proBNP水平与心衰的纽约心脏协会（NYHA）分级呈正相关，有心衰临床表现、NT-proBNP水平又显著增高者属高危人群。③评估心衰的预后：临床过程中NT-proBNP水平持续走高，提示预后不良
同型半胱氨酸（HCY）	成人空腹血清中HCY含量：5～15 μmol/L	HCY水平的增高可以成比例的增加心、脑周围血管粥样硬化的风险，发生心梗和脑中风的风险大大增强

（续上表）

项目	参考范围	临床意义
缺血修饰白蛋白（IMA）	ACB法： <85 μ/mL	IMA可用于心电图正常的胸痛患者心肌缺血的排除诊断，现在主张对急性冠脉综合征患者同时检测IMA和cTnT，因为两者联合使用可提高心肌梗死检查的灵敏度并使确诊时间提前
心脏脂肪酸结合蛋白（hFABP）	hFABP在血浆和血清中的正常范围根据试验和方法而定	心肌缺血性损伤出现后，hFABP可以早在胸痛发作后1～3 h在血液中被发现，6～8 h达到峰值而且血浆水平在24～30 h恢复正常 在心脏手术中松开主动脉钳夹后hFABP血清浓度比CK-MB和cTnT更早达到最高水平

（续上表）

项目	参考范围	临床意义
醛固酮（ALD）	RIA法： 卧位： 男（218.8±94.2）pmol/L 女（254.8±110.8）pmol/L 立位： 男（537.4±177.3）pmol/L 女（631.6±246.5）pmol/L	增高：①原发性醛固酮增多症、继发性醛固酮增多症、肾性高血压、双侧肾上腺增生、肾上腺癌等；②长期口服避孕药；③充血性心力衰竭、肾病综合征、肝硬化腹水、多发性肾囊肿等 降低：①原发性醛固酮减少症、继发性低醛固酮减少症、腺垂体功能减低、肾上腺皮质功能不全、皮质醇增多症；②恶性葡萄胎、死胎、流产、18-羟类固醇脱氢酶缺乏症、18-羟化酶缺乏症

（续上表）

项目	参考范围	临床意义
肾素-血管紧张素Ⅱ活性	RIA法： 肾素活性：（0.7 ± 0.3）g/(L·h) 血管紧张素Ⅱ活性：（19 ± 10）ng/L	增高：原发性高血压（高肾素性）、恶性高血压、原发性和继发性醛固酮增多症、嗜铬细胞瘤等 降低：原发性醛固酮增多症、11羟化酶缺乏症、17羟化酶缺乏症、皮质醇增多症、晚期肾功能衰竭、Liddle综合征

（续上表）

项目	参考范围	临床意义
血管紧张素I转化酶（ACE）	速率法： 血清：20～68 U/L 胸腔积液：25～30 U/L	高血压用药的监测：治疗高血压有50%以上的降压药（如西拉普利、卡托普利等）是ACE活性抑制剂，这些药有明显的不良反应，如皮疹、眩晕、少尿、高血钾、下肢水肿等，减少不良反应的发生可通过减少药量来控制。但减少药量必须视ACE的浓度来决定，所以ACE活性的监测对高血压患者用药量的控制是非常必要的 冠心病的危险因素：ACE活性升高是心肌梗死的危险因素，所以监测冠心病患者ACE浓度是防治心肌梗死的有效措施
基质金属蛋白酶（MMPs）	各实验室应自己建立参考值	抑制MMPs活性预防心室重塑及心力衰竭，MMPs在调节心肌细胞外基质更新及心力衰竭、心室重塑的发生发展上具有重要意义

（续上表）

项目	参考范围	临床意义
一氧化氮（NO）	比色法：（73.1 ± 16.1）μmol/L 荧光法：（34.3 ± 19.45）μmmol/L	动脉粥样硬化、高血压、心力衰竭、糖尿病晚期血管损害的发生、血栓的形成以及吗啡的耐受和依赖等均与NO代谢紊乱有关
精氨酸加压素（AVP）	AVP浓度与血浆渗透压相关	心力衰竭时心房牵张受体敏感性下降，血浆AVP释放增加
心房钠尿肽（ANP）	0.11 ~ 0.60 nmol/L	ANP对心功能不全的诊断价值：ANP升高与心功能不全的严重程度相关 AMI时测定血中ANP升高的程度可作为早期判断心功能一项较敏感而特异性的指标 高血压患者血中ANP升高的幅度为参考值1.5 ~ 7.0倍

（续上表）

项目	参考范围	临床意义
N端-A型钠尿肽前体（NT-pro ANP）	0.11～0.60 nmol/L	NT-proANP可诊断隐匿性心力衰竭：无临床症状的NYHA Ⅰ级患者中血浆NT-proANP的浓度会显著升高 NT-proANP可监测心力衰竭病程、疗效评价和预后评估：NT-proANP的浓度与心力衰竭的分级密切相关 NT-proANP升高对左心室功能障碍和AMI的死亡率有独特的预报价值。AMI患者在亚急性期NT-proANP的浓度升高提示长期预后较差
内皮素（ET）	（37.26±6.47）pg/mL	测定血中ET含量可作为慢性心力衰竭的辅助诊断和判断疗效的指标之一

（续上表）

项目	参考范围	临床意义
环鸟苷酸（cGMP）	血浆： 1～6 nmol/L（经乙醇萃取）或3.0～9.4 nmol/L（未经乙醇萃取） 尿液：<1 μmol/g	cGMP释放的量与心力衰竭的程度明显相关
肌红蛋白/碳酸酐酶Ⅲ（Mb/CAⅢ）	无	Mb/CAⅢ比值在AMI发病后1～2 h即可显著升高，6～12 h达到峰值，24～48 h恢复正常
抗心肌抗体	间接免疫荧光法： 正常人为阴性 荧光强度≥2＋为阳性	病毒性心肌炎患者在发病4周后可以检测到抗心肌抗体。抗心肌抗体的检测可以作为心肌受损的重要指标，并可监测病程

（续上表）

项目	参考范围	临床意义
纤溶酶原	纤溶酶原活性（PLG：A）5%～140% 纤溶酶原抗原（PLG：Ag）0.19～0.25 g/L	脑出血患者纤溶酶原活性及纤溶酶原抗原含量增高
组织型纤溶酶原激活物抗原（t-PA）	1～12 μg/L（抗原）	原发性纤维蛋白溶解症时，t-PA升高。DIC引起的脑出血时t-PA抗原含量及活性均增高
α_2-纤溶酶抑制物抗原和活性	抗原：(66.9±15.4) mg/L 活性：5.6%±12.8%	纤溶活性亢进亦可导致脑出血病。α_2-纤溶酶抑制物抗原和活性降低常见于原发性和继发性纤溶亢进，此时脑出血风险增加

（续上表）

项目	参考范围	临床意义
优球蛋白溶解时间	加钙法：（130 ± 41）min 加凝血酶法：（1 575 ± 59）min	脑出血患者优球蛋白溶解时间延长（大于120 min），表明纤溶活性减低，见于脑出血后的脑血栓前状态和血栓形成性疾病
S-100蛋白	（0.31 ± 0.03）μg/L	S-100蛋白可作为中枢神经系统损伤的生化标志物。S-100蛋白早期的浓度，特别是1～7天的浓度与患者的ICH评分呈显著正相关，该指标可以用来判定患者的预后。S-100蛋白可作为急性出血性脑血管病损伤早期敏感的检测指标并对患者的预后评价具有重要意义
神经降压肽（NT）	无	动态监测血浆NT水平有助于脑出血病情、脑水肿程度、出血量大小及预后的判断

（续上表）

项目	参考范围	临床意义
β-内啡肽（β-EP）	无	β-EP与中枢神经系统（CNS）损伤有关。β-EP参与了中风后脑水肿的发生与发展，是加重继发性神经系统损伤的因素之一
纤维蛋白肽Bβ1–42与Bβ15–42	Bβ1–42：0～3.91nmol/L Bβ15–42：0.36～2.76 nmol/L	Bβ1–42与Bβ15–42增高反映继发性纤溶活性增强。DIC引起脑出血时，它们的活性均增高
胆固醇酯转运蛋白（CETP）	无	血浆CETP浓度低下可能与动脉粥样硬化的发生、发展有一定关系

（续上表）

项目	参考范围	临床意义
脂蛋白脂酶（LPL）	无	LPL活性降低与HDL降低呈平行关系。具有抗动脉粥样硬化的作用。因而测定血浆LPL活性有助于对HDL代谢的病理生理，以及与动脉粥样硬化发生、发展的关系进行研究
卵磷脂胆固醇酰基转移酶（LCAT）	无	是研究动脉粥样硬化、缺血性心脏病及肝脏等疾病的一项脂质代谢生化指标。在高β-脂蛋白血症（Ⅱa型，LDL升高为主）、前β-脂蛋白血症（V型，CM和VLDL升高为主）患者血中LCAT活性降低。血浆LCAT活性降低可引起脂质代谢紊乱，尤其是CETP，长期低活性则可诱发、促进动脉粥样硬化的发生和发展

（续上表）

项目	参考范围	临床意义
补体成分（C_3、C_4）	免疫比浊法： C_3：0.83～1.77 g/L C_4：0.12～0.36 g/L	感染性心内膜炎患者血清总补体含量下降，尤以补体C_3下降更为显著。监测血中补体时，要在不同时期反复多次进行检测才能更有助于诊断和治疗。此外，化脓性链球菌感染后肾小球肾炎、系统性红斑狼疮、大面积烧伤、肝硬化等均可引起血清补体含量降低
循环免疫复合物（CIC）	PEG沉淀比浊法：以>8.3为阳性 ELISA法：以>28.4 μg/mL为阳性	CIC测定对病情观察、预后估计、疗效判断等方面有重要意义，CIC的反复出现、水平增高常提示病情进展和复杂化

（续上表）

项目	参考范围	临床意义
组织型纤溶酶原激活物活性（t-PA）	0.3～0.61 U/mL	蛛网膜下腔出血（SAH）时，血中tPA：A下降
脑脊液一氧化氮（NO）	无	脑血管痉挛的发生率及其严重程度与蛛网膜下腔积血量明显相关。而脑脊液中NO浓度变化与脑血管痉挛有关。出血后1周内脑脊液NO的平均浓度随脑脊液中红细胞计数的增加而明显降低。患者脑脊液中红细胞数越高其NO浓度越低，而血管痉挛的发生率越高

（续上表）

项目	参考范围	临床意义
纤溶酶原激活物抑制剂1活性（PAI-1）	（6.4 ± 2.6）U/mL	PAI-1浓度明显升高、活性增加，与病情严重程度和脑血管痉挛的严重程度呈正相关，随病程延长、病情稳定、脑组织损伤减轻，血中凝血酶活性下降，tPA、PAI-1及D-D改变逐渐恢复，14～21天恢复到生理状态
蛋白激酶C（PKC）	无	PKC在SAH后迟发性CVS中起至关重要的作用

（续上表）

项目	参考范围	临床意义
髓鞘碱性蛋白（MBP）	（1.51 ± 0.39）μg/L	不同时间MBP及浓度的变化：MBP蛋白的浓度在第3天开始升高，5～7天达高峰，第5天最明显，第10天左右开始下降，第21天可完全恢复正常 梗死面积越大，脑梗死早期MBP浓度升高越明显，蛋白浓度恢复正常所需要的时间也越长。MBP在脑叶梗死中的浓度最高，在内囊梗死中的浓度最低
血浆β–血小板球蛋白（β–TG）和血小板第4因子（PF4）	β–TG：（16.4 ± 9.8）ng/mL PF4：（33.2 ± 2.3）ng/mL	脑梗死患者血浆β–TG、PF4增高

（续上表）

项目	参考范围	临床意义
抗主动脉抗体	血清抗主动脉抗体滴度 ≥1：32为阳性 ≤1：16为阴性	大动脉炎患者阳性率可达91.5%，其中滴度≥1：64者占65%，假阴性占8.5%。抗主动脉抗体阳性对大动脉炎的诊断具有一定的价值。疾病活动期抗主动脉抗体滴度增加，瘢痕期抗主动脉抗体可阴性
抗中性粒细胞胞浆抗体（ANCA）	间接免疫荧光法：阴性	高滴度ANCA表示疾病处于活动期，ANCA滴度可用于血管炎治疗疗效的判断

（续上表）

项目	参考范围	临床意义
尿新蝶呤	无	在临床上测定尿新蝶呤浓度，可作为川崎综合征有无冠状动脉异常的无创性检查的预测指标之一
17-酮皮质类固醇（17-KS）	成年男性： 28.5～61.8 μmol/24 h （8.2～17.8 mg/24 h） 成年女性： 20.8～52.1 μmol/24 h （6.0～15 mg/24 h）	尿液中17-KS可作为继发性高血压病因筛选指标之一。尿17-KS降低主要见于各种原因引起的肾上腺皮质功能减退，如肾上腺皮质功能减退症、脑垂体功能减退等

（续上表）

项目	参考范围	临床意义
17-羟皮质类固醇（17-OHCS）	化学发光法： 成年男性： 21.28～34.48 μmol/24 h（7.70～12.50 mg/24 h） 成年女性： 19.27～28.21 μmol/24 h（6.98～10.22 mg/24 h）	测定尿液中17-OHCS可作为继发性高血压病因的筛选指标之一

（续上表）

项目	参考范围	临床意义
醛固酮浓度/肾素浓度比值（ARR）	无	原发性醛固酮增多症为继发性高血压的常见病因之一，运用醛固酮浓度/肾素浓度比值ARR来诊断原发性醛固酮增多症，ARR>400是本病患者可靠的筛选指标
甲氧基肾上腺素（MN）	游离MN：（16.12±17.24）μg/24 h 总MN：（202.27±241.66）μg/24 h 分光光度法:1 mg/24 h	嗜铬细胞瘤患者尿液中MN浓度显著增高

（续上表）

项目	参考范围	临床意义
心肌肌球蛋白轻链-1及心肌肌球蛋白轻链-2（MLC-1、MLC-2）	心肌肌球蛋白轻链-1：（3.7 ± 0.9）ng/L 心肌肌球蛋白轻链-2（免疫印迹法）：阴性	在扩张型心肌病终末期，心力衰竭患者心室型心肌肌球蛋白轻链-2含量明显下降，甚至消失，MLC-1/MLC-2比值升高
抗心肌肌球蛋白重链抗体	阴性	抗心肌肌球蛋白重链和轻链抗体检测有助于DCM和冠心病的鉴别诊断
$β_1$肾上腺素能受体自身抗体	1：20稀释阴性	测定$β_1$肾上腺素能受体自身抗体有助于某些心血管疾病的诊断及疗效的观察
心脏M2-受体自身抗体	阴性	检测其动态变化有助于观察疾病疗效及预测预后

（续上表）

项目	参考范围	临床意义
血浆儿茶酚胺（CA）	RIA法： 去甲肾上腺素(NA)：591 ~ 1 773 pmol/L 肾上腺素(A)：273 ~ 545 pmol/L	增高：嗜铬细胞瘤、成交感神经细胞瘤、原发性高血压、高血压性心力衰竭、心绞痛发作时、急性心肌梗死、慢性肾功能不全、甲状腺功能减退症等 减少：艾迪生病、尿毒症、甲状腺功能亢进、营养不良、风湿热等
皮质醇（UFC）	晨8时：165.5 ~ 441.6 nmol/L（60 ~ 160 μg/L） 午夜时：55.2 ~ 165.6 nmol/L（20 ~ 60 μg/L） 峰值与谷值之比>2	测定血液或尿中的皮质醇浓度，有助于高血压的病因诊断 肾上腺皮质功能减退者，血皮质醇、SFC水平，尤其是清晨水平显著降低，并常伴有24 h尿游离皮质醇（24 h UFC）低下及昼夜节律消失。24 hUFC因糖皮质激素（GC）分泌存在较大的日间变异，最好连续测定3天，综合考虑

（续上表）

项目	参考范围	临床意义
肾上腺素（E）和去甲肾上腺素（NE）	成人卧位： 血浆肾上腺素： 109 ~ 437 pmol/L （20 ~ 80 pg/mL） 去甲肾上腺素： 0.616 ~ 3.240 mmol/L （104 ~ 548 pg/mL）	原发性高血压患者血浆NE水平常升高，如给予可乐定后，原发性高血压患者血浆NE水平会下降，而嗜铬细胞瘤患者则不受影响。测定E与NE诊断嗜铬细胞瘤时，应注意测定值及其比值的变化，其中E＞5.46 pmol/mL或NE＞11.82 pmol/mL，其诊断准确率为94.6%，若计算比值则可提高诊断准确性

（续上表）

项目	参考范围	临床意义
尿儿茶酚胺（CA）	尿儿茶酚胺：71.0 ~ 229.5 nmmol/L 总儿茶酚胺 <100 μg/24 h尿	增高：嗜铬细胞瘤、成交感神经瘤、特发性高血压、高血压心力衰竭、心绞痛发作时、心肌梗死、慢性肾功能不全、甲状腺功能减退症、糖尿病、十二指肠溃疡、肝硬化、对肾上腺髓质增生、神经母细胞瘤的诊断也具重要参考价值 降低：艾迪生病、尿毒症、风湿性疾病、甲状腺功能亢进、特发体位性低血压、癫痫、泛发性垂体功能减退症、苯丙酮尿症

（续上表）

项目	参考范围	临床意义
5-羟色胺（5-HT）	免疫荧光法：125 ~ 500 ng（0.7 ~ 2.8 nmol/mL）（血小板） HPLC法：50 ~ 200 ng（0.28 ~ 1.1nmol/mL）（全血）	5-HT是神经元组织中的色氨酸的代谢产物，此外也可由神经外胚层起源的APUD细胞产生，由APUD细胞释放的5-HT存在于郎汉斯细胞、小肠、松果体和甲状腺中。血小板含有几乎所有存在于血液中的5-HT 小肠前嗜铬细胞的类癌肿瘤细胞可释放大量的5-HT，并产生颜面潮红、腹泻和右心衰竭等临床综合征。5-HT常用于此类疾病的诊断。此外，5-HT在类癌综合征患者的血小板血浆中的含量可明显增高

（续上表）

项目	参考范围	临床意义
内皮素-1（ET-1）	RIA法：1.0 ~ 3.4 ng/L	老年人ET-1高于青年人，故老年人较青年人易患血栓性疾病 ET-1增多：血栓前状态、各种类型心绞痛、心肌梗死发作期、急慢性肾功能衰竭、DIC前期、细菌毒素引起的休克患者
红细胞压积（HCT）	女：35% ~ 45% 男：40% ~ 50%	增高：真性红细胞增多症、大面积烧伤、高原生活者、脱水（如连续多次呕吐、腹泻、多汗、多尿等） 减低：各种贫血、各种原因所致的急性、慢性失血、大手术后、白血病等

（续上表）

项目	参考范围	临床意义
红细胞沉降率测定（ESR）	男： 魏氏法：0~15 mm/h 潘氏法：5~10 mm/h 克氏法：0 ~ 8 mm/h 温氏法：0 ~ 8 mm/h 女： 魏氏法：0~20 mm/h 潘氏法：6~12 mm/h	生理变化： ①新生儿因纤维蛋白原低血沉减慢，12岁以下的儿童血沉可略快；②妇女月经期和妊娠3个月后血沉可加快；③老年人因纤维蛋白原的增高血沉可加快，可达30 mm/h 病理变化： ①增快：急性细菌性炎症、组织损伤，用于观察结核病、结缔组织病及风湿病的病情变化和疗效；②减慢：红细胞明显增多及纤维蛋白原含量减低时，如真性红细胞增多症、DIC晚期

9.2 心血管系统疾病指南解读

疾病	类别	项目	指南或共识要点	参考资料
心力衰竭	诊断指标	B型脑钠肽（BNP）	BNP测定[1]： 可用于因呼吸困难而疑为心力衰竭患者的诊断和鉴别诊断 BNP＜35 ng/L时不支持慢性心力衰竭诊断 BNP＜100 ng/L为排除急性心力衰竭的切点	［1］《中国心力衰竭诊断和治疗指南》2014
		N末端-B型脑钠肽前体（NT-proBNP）	NT-pro BNP测定[1]： 可用于因呼吸困难而疑为心力衰竭患者的诊断和鉴别诊断 NT-proBNP＜125 ng/L时不支持慢性心力衰竭诊断 NT-proBNP＜300 ng/L为排除急性心力衰竭的切点[1]	

（续上表）

疾病	类别	项目	指南或共识要点	参考资料
心力衰竭	诊断指标	N末端-B型脑钠肽原（NT-proBNP）	诊断急性心力衰竭时，NT-proBNP水平应根据年龄和肾功能不全分层。肾源性心力衰竭NT-proBNP＞1 200 ng/L，有助于评估急性心力衰竭严重程度和预后：①NT-pro BNP＞5 000 ng/L提示心力衰竭患者短期死亡风险较高。②NT-proBNP＞1 000 ng/L提示长期死亡风险较高 指南推荐 BNP/NT-proBNP治疗后较治疗前的基线水平降幅≥30%作为治疗有效的标准。B型脑钠肽可用来评估慢性心力衰竭的严重程度和预后[1]	［1］《中国心力衰竭诊断和治疗指南》2014

（续上表）

疾病	类别	项目	指南或共识要点	参考资料
心力衰竭	监测指标	静脉血pH、二氧化碳分压、乳酸	考虑测定静脉血pH和二氧化碳分压（可能包括乳酸），尤其是急性肺水肿患者或既往有慢性阻塞性肺疾病（COPD）史的患者[1]	[1]《中国心力衰竭诊断和治疗指南》2014
		血气分析	急性心力衰竭患者氧气治疗和通气支持：推荐监测经皮动脉血氧饱和度（SpO_2）。心源性休克患者最好使用动脉血，急性心力衰竭$SpO_2<90\%$的患者，推荐氧疗，以纠正低血氧症 如果呼吸衰竭导致低氧血症、高碳酸血症（$PaCO_2>50$ mm Hg）和酸中毒，不能进行无创通气，推荐气管插管	

十、骨质疏松等骨科疾病

10.1 骨质疏松等骨科疾病常见指标

项目	参考范围	临床意义
关节腔积液检查	正常关节腔积液外观和性状正常	痛风性关节炎急性发作期，关节腔积液外观呈现异常，呈半透明或微混，颜色变为淡黄色至棕黄色，多自发凝集。镜检白细胞增多，可达（12～50）×10^9/L，中性粒细胞增多常大于50%。痛风患者关节腔积液镜检中最重要的是发现尿酸结晶
血清总钙	终点法：2.0～2.5 mmol/L	原发性骨质疏松患者血钙一般在正常范围
血清无机磷	终点法：0.96～1.6 mmol/L	原发性骨质疏松患者血磷一般在正常范围

（续上表）

项目	参考范围	临床意义
血清镁	终点法： 0.70 ~ 1.20 mmol/L	绝经后及老年性骨质疏松症患者血清镁均下降
碱性磷酸酶（ALP）	速率法： 女性：50 ~ 135 U/L 男性：45 ~ 125 U/L	骨ALP是成骨细胞合成分泌的特异性产物
N端骨钙素（OSTEOC）	电化学发光法： 停经前且大于20岁：11 ~ 43 ng/mL 停经后：15 ~ 46 ng/mL	骨钙素是评价骨形成和骨转换率的特异性指标。在骨质合成时，血清骨钙素可以增高。骨钙素水平下降，则提示成骨细胞活性下降及骨转移率降低
总Ⅰ型胶原氨基端延长肽（TP1NP）	电化学发光法： 15.1 ~ 58.6 ng/mL	TP1NP在血清中的含量反映成Ⅰ型胶原沉积情况，是监测成骨细胞活力和骨形成的实验室指标基础
β-胶原降解产物（CROSSL）	电化学发光法： 0 ~ 0.58 ng/mL	监测骨质疏松症或其他骨疾病的抗吸收治疗 增高：甲状旁腺功能亢进、变形性骨炎、绝经后等 降低：甲状旁腺功能低下症

（续上表）

项目	参考范围	临床意义
尿羟脯氨酸（HOP）	儿童： 1～5岁：150～496 μmol/24 h尿 6～10岁：270～755 μmol/24 h尿 11～14岁：480～1 370 μmol/24 h尿 成人：150～420 μmol/24 h尿	血清HOP水平升高：高转换型骨质疏松症。老年性骨质疏松症HOP变化不显著，绝经后骨质疏松症HOP升高
尿吡啶啉（PYD）和尿脱氧吡啶啉（D-PYD）	色谱法： 健康的绝经前女性： PYD：17～60 μmol/mol D-PYD：1.8～90 μmol/mol	绝经后骨质疏松症尿中的PYD及D-PYD显著升高。老年性骨质疏松症PYD及D-PYD增高不显著

（续上表）

项目	参考范围	临床意义
尿Ⅰ型胶原交联氨基末端肽（NTX）	5～10岁：（365±65.4）pmolBCE/μmol 11～20岁：（133.2±9.8）pmolBCE/μmol 男性 21～86岁：（31.3±4.0）pmolBCE/μmol 女性 21～50岁：（30.9±3.1）pmolBCE/μmol 51～60岁：（43.5±2.9）pmolBCE/μmol 61～70岁：（50.3±7.8）pmolBCE/μmol 71～86岁：（66.6±18.2）pmolBCE/μmol	尿中NTX在出生时浓度最高，随着年龄增加逐渐下降，青年时处于相对稳定状态。绝经后妇女显著高于绝经前，高转换型骨质疏松症明显升高

（续上表）

项目	参考范围	临床意义
抗酒石酸盐酸性磷酸酶（TRAP）	对硝基酚磷酸盐法： 男：（9.88 ± 5.80）IU/L 女：（9.47 ± 5.40）IU/L	血清TRAP活性水平与年龄呈负相关，男性0.5 ~ 9岁、女性10 ~ 19岁达到高峰。20岁以后逐渐下降。TRAP增高见于绝经后妇女骨质疏松症。老年性骨质疏松症TRAP增高不显著
血清Ⅰ型胶原交联羧基末端肽（ICTP）	电化学发光法： （3.45 ± 0.98）μg/L	血清ICTP是破骨细胞性胶原溶解的定量指标。血清ICTP水平可以反映由雌激素缺乏所致骨质疏松症的骨转换情况，与尿HOP、Ca/Cr和血浆TRAP相比更特异、灵敏
血尿酸	尿酸酶—过氧化物酶偶联法： 男：180 ~ 420 μmol/L 女：150 ~ 360 μmol/L	血尿酸测定对痛风和高尿酸血症的诊断最有价值 痛风急性发作期绝大多数患者血尿酸值升高，但也有少数患者即使是在典型痛风性关节炎发作期血尿酸也无明显升高

10.2　骨质疏松疾病指南解读

疾病	类别	项目	指南或共识要点	参考资料
骨质疏松	筛查指标	血清总钙	原发性骨质疏松患者血钙一般在正常范围	《中国人骨质疏松症诊断标准专家共识》2014
		血清无机磷	原发性骨质疏松患者血磷一般在正常范围	
		血清镁	绝经后及老年性骨质疏松症患者血清镁均下降	
		碱性磷酸酶（ALP）	骨ALP是成骨细胞合成分泌的特异性产物。绝经后妇女骨质疏松症约60%骨ALP升高，血清中ALP升高者仅占22%，老年骨质疏松症ALP变化不显著	

（续上表）

疾病	类别	项目	指南或共识要点	参考资料
骨质疏松	筛查指标	骨钙素（OC）	OC是评价骨形成和骨转换率的特异性指标。在骨质合成时，尤其是骨损伤后骨质合成的早期，血清OC可以增高。OC水平下降，则提示成骨细胞活性下降及骨转移率降低。OC增高见于高转换型骨质疏松。老年性骨质疏松症可有轻度升高，绝经后骨质疏松升高明显，雌激素治疗2～8周后OC下降50%以上	《中国人骨质疏松症诊断标准专家共识》2014
		Ⅰ型前胶原羧基端前肽（PICP）和Ⅰ型前胶原氨基端前肽（PINP）	PICP、PINP在血清中的含量反映成骨细胞合成骨胶原的能力，是监测成骨细胞活力和骨形成的实验室指标基础	

（续上表）

疾病	类别	项目	指南或共识要点	参考资料
骨质疏松	筛查指标	尿钙	在退行性骨质疏松症或者特发性青少年骨质疏松症时尿钙排泄量减少。空腹2小时尿钙肌酐比值（Ca/Cr）不是反映骨吸收的特异指标	《中国人骨质疏松症诊断标准专家共识》2014
		尿羟脯氨酸（HOP）	血清HOP水平升高：高转换型骨质疏松症。老年性骨质疏松症HOP变化不显著，绝经后骨质疏松症HOP升高	
		尿吡啶啉（PYD）和尿脱氧吡啶啉（D-PYD）	绝经后骨质疏松症尿中的PYD及D-PYD显著升高。老年性骨质疏松症增高不显著	

（续上表）

疾病	类别	项目	指南或共识要点	参考资料
骨质疏松	筛查指标	Ⅰ型胶原交联氨基末端肽（NTX）	尿中NTX在出生时浓度最高，随着年龄增加逐渐下降，青年时处于相对稳定状态。绝经后妇女显著高于绝经前，高转换型骨质疏松症明显升高	《中国人骨质疏松症诊断标准专家共识》2014
		尿羟赖氨酸糖苷（HOLG）	HOLG是反映骨吸收的指标，较HOP更灵敏，升高见于高转换型骨质疏松症	
		抗酒石酸盐酸性磷酸酶（TRAP）	血清活性水平与年龄呈负相关，男性0.5～9岁、女性10～19岁达到高峰。20岁以后逐渐下降。TRAP增高见于绝经后骨质疏松症。老年性骨质疏松症TRAP增高不显著	

（续上表）

疾病	类别	项目	指南或共识要点	参考资料
骨质疏松	筛查指标	血清Ⅰ型胶原交联羧基末端肽（ICTP）	血清ICTP是Ⅰ型胶原C端肽通过吡嚏交联结合而成，ICTP分子量约10 kD，可通过肾小球基膜。在骨吸收过程中，Ⅰ型胶原被分解，释放ICTP。ICTP与Ⅰ型胶原溶解比例为1：1，是破骨细胞性胶原溶解的定量指标。联合测定血清ICTP和PICP是反映骨胶原形成和溶解状态的直接指标。血清ICTP水平可以反映由雌激素缺乏所致骨质疏松症的骨转换情况，与尿HOP、Ca/Cr和血浆TRAP相比更特异、灵敏	《中国人骨质疏松症诊断标准专家共识》2014

十一、感染相关疾病

11.1 感染相关疾病常见检验项目

项目	参考范围	临床意义
一般涂片找细菌	未发现细菌	查找细菌，初步鉴定分类可疑致病菌，如普通细菌
涂片找淋球菌	未发现革兰阴性双球菌	查找革兰阴性双球菌，辅助诊断淋球菌感染
涂片找抗酸杆菌	未发现抗酸杆菌	查找抗酸杆菌，辅助诊断结核感染
血培养(需氧)+药敏	阴性	辅助检查血流感染的病原菌

（续上表）

项目	参考范围	临床意义
血培养（厌氧）+药敏	阴性	辅助检查血流感染的病原菌
骨髓培养+药敏	阴性	辅助检查病原菌
中段尿培养+菌落计数+药敏	阴性	辅助诊断泌尿系统感染
大便常规培养+药敏	阴性	辅助检查沙门菌及志贺菌引起的腹泻
霍乱弧菌培养+药敏	阴性	辅助检查霍乱弧菌引起的腹泻
耶尔森菌培养+药敏	阴性	辅助检查耶尔森菌引起的腹泻
咽拭子培养+药敏	阴性	辅助检查呼吸道感染病原菌

（续上表）

项目	参考范围	临床意义
痰培养+药敏	阴性	辅助检查呼吸系统感染病原菌
脑脊液培养+药敏	阴性	辅助检查病原菌
穿刺液培养+药敏	阴性	辅助检查病原菌
胸腹水培养+药敏	阴性	辅助检查病原菌
脓汁及分泌物标本培养+药敏	阴性	辅助检查病原菌
胆汁培养+药敏	阴性	辅助检查胆道感染病原菌
眼分泌物培养+药敏	阴性	辅助检查病原菌
耳分泌物培养+药敏	阴性	辅助检查病原菌

（续上表）

项目	参考范围	临床意义
前列腺液培养+药敏	阴性	辅助检查病原菌
念珠菌培养+药敏	阴性	辅助检查病原菌
淋球菌培养+药敏	阴性	辅助诊断淋球菌感染引起的疾病，如淋病等
支原体（解脲、人型）培养+药敏	阴性	非淋菌性尿道炎、不孕症、宫颈炎辅助诊断
B群链球菌培养	阴性	辅助检查病原菌及孕妇围产期B群链球菌筛查
B群链球菌培养（阴道和直肠）	阴性	
B群链球菌（GBS）–DNA定性	阴性	

（续上表）

项目	参考范围	临床意义
淋球菌（NG）-DNA定性	阴性	适用于淋病的快速诊断和流行病学调查。对于女性疑患淋球菌阴道炎、宫颈炎、附件炎、子宫内膜炎等的诊断和鉴别诊断有决定性作用 对于男性疑患淋球菌尿道炎、慢性前列腺炎、精囊炎、附睾炎的诊断和鉴别诊断有着重要意义
沙眼衣原体（CT）-DNA定性	阴性	非淋菌性尿道炎、不孕症、宫颈炎辅助诊断
解脲支原体（UU）-DNA定性	阴性	非淋菌性尿道炎、不孕症、宫颈炎辅助诊断
梅毒螺旋体（TP）-DNA定性	阴性	辅助诊断梅毒

（续上表）

项目	参考范围	临床意义
单纯疱疹病毒Ⅱ型定性	阴性	辅助诊断单纯疱疹病毒感染
单纯疱疹病毒（HSV）-DNA定性	阴性	辅助诊断单纯疱疹病毒感染
弓形虫（TOX）-DNA定性	阴性	用于弓形虫感染的辅助诊断和弓形虫感染病人药物治疗的疗效监控、优生优育等病原学检测
巨细胞病毒（CMV）-DNA定性	阴性	巨细胞病毒感染的早期诊断、常可引起肺炎及肾移植病人的感染
乳头瘤病毒（6型、11型）定性	阴性	尖锐湿疣的辅助诊断

（续上表）

项目	参考范围	临床意义
乳头瘤病毒（16型、18型）定性	阴性	高危型人乳头瘤病毒（16型、18型）感染的辅助诊断
军团菌（LP）-DNA定性	阴性	用于军团菌引起的呼吸道感染疾病的辅助诊断
阴道加德纳氏菌（GV）-DNA定性	阴性	辅助诊断细菌性阴道病
肠道病毒71型RNA定性	阴性	辅助诊断手足口病
柯萨奇病毒A16型RNA定性	阴性	
肠道病毒通用型（EV）-RNA定性	阴性	

（续上表）

项目	参考范围	临床意义
高灵敏HIV-1RNA检测	阴性	适用范围： 药物的疗效监控，采用高灵敏度COBAS AmpliPrep/COBAS TaqMan平台检测病毒载量以观察疗效及确定后续治疗方案 治疗终点判断，本方法对低浓度的病毒检测更准确，可避免假阴性
结核杆菌（TB）-DNA定性	阴性	用于结核病的早期诊断
微小病毒（B19）-DNA定性	阴性	用于B19感染的早期诊断
肺炎支原体（MP）-DNA定性	阴性	辅助肺炎支原体感染的呼吸道疾病的早期诊断

（续上表）

项目	参考范围	临床意义
肺炎衣原体（CP）-DNA定性	阴性	辅助肺炎衣原体感染的呼吸道疾病的早期诊断
风疹病毒（RV）-RNA定性	阴性	用于早期诊断风疹病毒感染
水痘-带状疱疹病毒（VZV）-DNA定性	阴性	用于早期诊断水痘-带状疱疹病毒感染
沙眼衣原体抗原	阴性	辅助诊断沙眼衣原体感染
艾滋病病毒抗体（HIV1/2）-Ab	阴性	辅助诊断HIV感染及AIDS
梅毒甲苯胺红不加热血清反应素试验（TRUST）	阴性	用于检测患者血清中有无抗类脂质抗原的反应素，常用于梅毒诊断的筛选和流行病学调查

（续上表）

项目	参考范围	临床意义
梅毒螺旋体特异抗体定性（TPPA）	阴性	TPPA是梅毒血清学检查的梅毒特异性抗体反应，在判定阳性的情况下，需结合其他的检查结果以及临床症状来进行综合判断。通过检测患者血清中有无抗梅毒螺旋体抗原的特异性抗体，对梅毒进行确诊
梅毒TRUST半定量	阴性	用于检测患者血清中有无抗类脂质抗原的反应素，常用于梅毒诊断的筛选和流行病学调查 阳性：梅毒病（TPPA可确诊）；反应素试验可有假阳性反应，见于瘤型麻风、疟疾、系统性红斑狼疮、硬皮病、雅司病、回归热、钩端螺旋体病、血吸虫病、包虫病、旋毛虫病、支原体肺炎、传染性单核细胞增多症、结核病等疾病

（续上表）

项目	参考范围	临床意义
结核抗体（TB-Ab）	阴性	用于结核病的辅助诊断
幽门螺旋杆菌抗体分型	阴性	用于辅助诊断HP感染引起的各种胃部疾病及HP感染流行病学调查；Ⅰ型HP致病力强，与疾病的关联及严重程度较高，Ⅱ型HP致病力弱，与疾病的关联及严重程度较低
肺炎支原体抗体IgM	阴性	辅助诊断肺炎支原体感染
肺炎支原体抗体IgG	阴性	

（续上表）

项目	参考范围	临床意义
肺炎衣原体抗体IgM	阴性	辅助诊断肺炎衣原体感染
肺炎衣原体抗体IgG	阴性	
麻疹病毒抗体IgM	阴性	辅助诊断麻疹病毒感染
麻疹病毒抗体IgG	阴性	
柯萨奇病毒抗体IgM	阴性	辅助诊断由柯萨奇病毒感染造成的疱疹性咽峡炎、无菌性脑膜炎、脑膜脑炎、手足口病、胸肌痛、心肌炎、斑丘样皮疹、肝炎、急性出血性结膜炎和胎儿损伤等
柯萨奇病毒抗体IgG	阴性	

（续上表）

项目	参考范围	临床意义
腺病毒抗体IgM（RSV-IgM）	阴性	辅助早期诊断腺病毒感染
腺病毒抗体IgG（RSV-IgG）	阴性	辅助诊断腺病毒感染
军团菌抗体IgM	阴性	用于辅助诊断军团菌引起的呼吸道感染疾病
呼吸道合胞病毒抗体IgM	阴性	辅助早期诊断呼吸道合胞病毒感染
呼吸道合胞病毒抗体IgG	阴性	辅助诊断呼吸道合胞病毒感染

（续上表）

项目	参考范围	临床意义
流感病毒A（FLUA-Ag）	阴性	用于辅助临床诊断各种常见呼吸道病毒的感染 也可为流行病学调查及疫情防治提供支持
流感病毒B（FLUB-Ag）	阴性	
副流感病毒1，2，3型（PIV1，2，3-Ag）	阴性	
呼吸道合胞病毒（ADV-Ag）	阴性	
腺病毒（RSV-Ag）	阴性	

（续上表）

项目	参考范围	临床意义
钩端螺旋体抗体IgG	阴性	辅助诊断钩端螺旋体感染
结核杆菌特异性细胞免疫反应检测（γ-干扰素释放实验）	阴性	通过定量检测T细胞结核杆菌特异性抗原刺激后释放的γ-干扰素，判定体内是否产生针对结核杆菌特异性细胞免疫反应，用于临床结核病的诊断
真菌1，3-β-D葡聚糖检测（G试验）	阴性	真菌可产生（1，3）-β-D葡聚糖，通过检测患者血清中（1，3）-β-D葡聚糖的浓度，用于辅助诊断侵袭性真菌感染
曲霉菌抗原检测（GM试验）	阴性	用于辅助临床诊断曲霉菌感染

（续上表）

项目	参考范围	临床意义
念珠菌抗原检测	阴性	用于辅助临床诊断念珠菌感染
隐球菌抗原检测	阴性	用于辅助临床诊断隐球菌感染
风疹病毒IgM抗体	阴性	辅助诊断风疹病毒感染
风疹病毒IgG抗体	阴性	
巨细胞病毒IgM抗体	阴性	
巨细胞病毒IgG抗体	阴性	
单纯疱疹病毒Ⅰ型IgM抗体	阴性	辅助诊断单纯疱疹病毒Ⅰ型感染
单纯疱疹病毒Ⅰ型IgG抗体	阴性	

（续上表）

项目	参考范围	临床意义
单纯疱疹病毒Ⅱ型IgM抗体	阴性	辅助诊断单纯疱疹病毒Ⅱ型感染
单纯疱疹病毒Ⅱ型IgG抗体	阴性	
微小病毒B19-IgM抗体	阴性	辅助临床优生优育诊断；感染B19病毒可引起的胎儿流产、水肿及胎儿宫内死亡等
微小病毒B19-IgG抗体	阴性	
带状疱疹病毒IgM抗体	阴性	辅助诊断带状疱疹病毒感染
带状疱疹病毒IgG抗体	阴性	

（续上表）

项目	参考范围	临床意义
艰难梭菌抗原及毒素A&B检测	阴性	艰难梭菌是引起人类抗生素相关性腹泻及伪膜性结肠炎的主要病原菌，其抗原及毒素的快速检测对早期诊断艰难梭菌相关性腹泻，预防及控制医院感染的传播和有效治疗极其重要
肥达氏反应	阴性	判断机体是否受沙门菌感染而导致肠热症
外斐氏反应	阴性	辅助诊断斑疹伤寒、恙虫病
溶组织内阿米巴	（粪便、血液）免疫学检查：阿米巴滋养体抗体阴性	肝脾肿大，甚至肝硬化、肝腹水

（续上表）

项目	参考范围	临床意义
杜氏利什曼原虫	骨髓涂片：利杜体阴性	黑热病：长期不规则发热，肝脾肿大等
结肠小袋纤毛虫	（粪便、病变组织） 涂片法、苏木素染色法：包囊或滋养体阴性	结肠小袋纤毛虫痢疾
篮氏贾第鞭毛虫	（粪便、十二指肠液） 直接涂片镜检、碘液染色法：包囊或滋养体阴性	引起腹痛、腹泻和吸收不良等症状

（续上表）

项目	参考范围	临床意义
隐孢子虫	（粪便、血液） 涂片染色：未见卵囊 基因检测：阴性 免疫技术：基因序列	腹泻常并发肠外器官隐孢子虫病，如呼吸道和胆道感染
钩虫	（粪便、血液） 粪便常规：未见虫卵 血清抗体筛查：抗体阴性	小肠黏膜常有点片状出血，有贫血和消化系统症状
蛔虫	（粪便、血液） 粪便常规：未见虫卵 血清抗体筛查：抗体阴性	肠蛔虫症，甚至引起肠梗阻，穿孔引起腹膜炎、急性胰腺炎、肝脓肿或胆囊炎等并发症

（续上表）

项目	参考范围	临床意义
蛲虫	（粪便、血液） 粪便常规：未见虫卵 血清抗体筛查：抗体阴性	肛门周围和会阴部奇痒
细粒棘球绦虫	粪便：细粒棘球绦虫抗体阴性	肝棘球蚴病（包虫病）：多位于肝右叶
猪带绦虫	粪便镜检：未见虫卵、孕节或头节、囊尾蚴 皮肤结节活检：未见虫卵、孕节或头节、囊尾蚴	猪带绦虫：有腹痛、恶心、消化不良、腹泻、体重减轻、虫数多时偶可发生肠梗阻

（续上表）

项目	参考范围	临床意义
牛带绦虫	粪便镜检：未见虫卵、孕节或头节、囊尾蚴	与猪带绦虫病症相似
血吸虫	（粪便、血液） 直接涂片法：未见血吸虫卵 虫卵毛蚴孵化发：未见血吸虫卵 免疫学检查：抗原、抗体阴性	肝脾肿大，甚至肝硬化、肝腹水

（续上表）

项目	参考范围	临床意义
肺吸虫	（痰液、粪便、腹水） 直接涂片法：未见肺吸虫卵 集卵法：未见肺吸虫卵	肝脓肿：虫体侵犯肝可导致嗜酸性肝脓肿，导致肝损伤
华支睾吸虫	（粪便） 直接涂片法：未见虫卵 集卵法：未见虫卵	肝吸虫病，如胆管炎、胆囊炎、胆石症，少数发展为肝硬化

（续上表）

项目	参考范围	临床意义
肝片吸虫	（粪便、肠液） 直接涂片法：未见虫卵 集卵法：未见虫卵	造成胆管堵塞、肝实质变性、黄疸等
姜片虫	（粪便、血液） 直接涂片法：未见虫卵 集卵法：未见虫卵	腹痛腹泻、消化功能紊乱、营养不良
卡氏肺孢子虫	阴性	用于卡氏肺孢子虫感染及相关疾病的诊断

（续上表）

项目	参考范围	临床意义
微丝蚴	阴性	用于微丝蚴感染及相关疾病的诊断
肝吸虫	阴性	用于肝吸虫感染及相关疾病的诊断
包虫	阴性	用于包虫感染及相关疾病的诊断
裂头蚴虫	阴性	用于寄生虫感染及相关疾病的诊断
广州管圆线虫	阴性	用于广州管圆线虫感染及相关疾病的诊断

（续上表）

项目	参考范围	临床意义
弓形虫	阴性	用于弓形虫感染的辅助诊断和弓形虫感染患者药物治疗的疗效监控、优生优育等病原学检测
脑囊虫	阴性	用于各种寄生虫感染的诊断
幽门螺杆菌	（血清、胃液、胃黏膜） 血清学检查：抗体阴性 细菌培养：阴性 分子生物学技术：阴性 组织活检：阴性	与胃炎、胃溃疡、胃癌等有关

（续上表）

项目	参考范围	临床意义
炭疽芽孢杆菌	血清学检查：抗体阴性 细菌培养：阴性 分子生物学技术：阴性 组织活检：阴性	肠炭疽、皮肤或肺部炭疽
巴斯德菌属	（血清、骨髓、痰液及分泌物） 血清学检查：抗体阴性 涂片镜检：阴性 细菌培养：阴性 分子生物学技术：阴性 组织活检：阴性	阑尾脓肿、腹膜炎、肝脓肿及消化系统外感染

（续上表）

项目	参考范围	临床意义
结核分枝杆菌	（痰液、血清或病变组织） 血清学检查：抗体阴性 涂片镜检：阴性 细菌培养：阴性 分子生物学技术：阴性 组织活检：阴性	肠结核、结核性胸膜炎
放线菌诺卡菌属	（脓汁痰液组织中硫黄样颗粒） 血清学检查：抗体阴性 涂片镜检：阴性 细菌培养：阴性 分子生物学技术：阴性 组织活检：阴性	腹腔感染、腹膜炎或下呼吸道感染

（续上表）

<table>
<tr><th>项目</th><th>参考范围</th><th>临床意义</th></tr>
<tr><td>厌氧菌</td><td>（不接触正常菌群的病灶脓液）
血清学检查：抗体阴性
涂片镜检：阴性
细菌培养：阴性
分子生物学技术：阴性
组织活检：阴性</td><td>常与兼性菌混合感染，急性食物中毒性感染、伪膜性肠炎、阑尾炎、胆管感染、肝脓肿、坏死性肠炎、腹泻</td></tr>
<tr><td>酵母菌</td><td rowspan="4">（病变组织、分泌物、排泄物）
血清学检查：抗体阴性
涂片镜检：阴性
细菌培养：阴性
分子生物学技术：阴性
组织活检：阴性</td><td>酵母菌肠炎、真菌性阴道炎</td></tr>
<tr><td>曲霉</td><td>曲霉病</td></tr>
<tr><td>马内菲青霉</td><td>肝脾肿大、肝脓肿</td></tr>
<tr><td>毛霉</td><td>肠道感染、呼吸道感染</td></tr>
</table>

（续上表）

项目	参考范围	临床意义
轮状病毒	（粪便） 电镜、免疫学电镜：阴性 免疫学检查抗原：阴性 分子生物检测：阴性	急性病毒性肠炎、腹泻
嵌杯病毒		
星状病毒		
肠道腺病毒		
脊髓灰质炎病毒	（粪便、血液、脑脊液、皮肤或黏液病变组织） 电镜、免疫学电镜：阴性 病毒培养：阴性 免疫学检查抗原：阴性 分子生物检测：阴性	腹泻、手足口病、急性出血性结膜炎或肠外组织病变等
柯萨奇病毒		
艾萨病毒		
新型肠道病毒		

11.2 感染相关疾病指南解读

疾病	类别	项目	指南或共识要点	参考资料
肺部感染性疾病	诊断指标	肺炎衣原体培养	呼吸道标本培养出肺炎衣原体，提示感染肺炎衣原体[1]	[1]《急诊成人社区获得性肺炎诊治专家共识》2011 [2]《毛细支气管炎诊断、治疗与预防专家共识》2014 [3]《发热伴肺部阴影鉴别诊断专家共识》2016
		肺炎支原体培养	呼吸道标本培养出肺炎支原体，提示感染肺炎支原体[1]	
		病毒培养	小儿毛细支气管感染病原为呼吸道病毒，其次为肺炎支原体、肺炎衣原体[2]	

（续上表）

疾病	类别	项目	指南或共识要点	参考资料
肺部感染性疾病	监测指标	降钙素原（PCT）	PCT指导下的抗菌药物应用，可以明显缩短抗菌药物疗程，可以成为临床停用及启用抗菌药物的客观指标[1] 细菌感染时可明显升高。PCT水平可用于评估细菌感染的风险并指导抗感染药物的使用[2]	[1]《急诊成人社区获得性肺炎诊治专家共识》2011 [2]《毛细支气管炎诊断、治疗与预防专家共识》2014 [3]《发热伴肺部阴影鉴别诊断专家共识》2016
		C–反应蛋白（CRP）	肺炎时CRP水平比非感染性肺部疾病者明显升高，可作为肺炎的诊断参考，一般认为CRP升高超过正常值上限的3倍可作为肺炎的诊断标准之一[3]	

11.3 用于厌氧培养的不同临床标本的可适性

可接受的标本	不可接受的标本
抽吸物（用注射器和针头）	未保护的支气管肺泡灌洗液
巴氏腺	宫颈
胆汁	子宫颈拭子、被污染
血液	气管内抽吸物
骨髓	恶露
支气管镜、被保护的刷子	鼻咽拭子
后穹窿穿刺物	会阴
输卵管（放线菌）	前列腺液或精液
子宫内装置	痰（吐出、导流）
卵巢	大便、直肠样本
胎盘（经剖宫产）	咽拭子

（续上表）

可接受的标本	不可接受的标本
鼻窦抽吸物	支气管造口术抽吸物
大便（梭状芽孢杆菌）	尿道
外科拭子/组织	尿（膀胱、导管、排泄）
经气管抽吸物	阴道或外阴拭子
尿（耻骨弓上抽吸物）	
子宫内膜抽吸物	

11.4 因可疑微生物信息而不建议接受的标本

标本类型	建议或代替标本
烧伤或伤口拭子	组织或抽吸物
褥疮拭子	组织或抽吸物

（续上表）

标本类型	建议或代替标本
坏疽损伤拭子	组织或抽吸物
牙周拭子	组织或抽吸物
直肠周围脓肿拭子	组织或抽吸物
静脉曲张性溃疡拭子	组织或抽吸物
结肠造口术排出物	拒绝接受
Foley导管头	拒绝接受
新生儿胃抽吸物	拒绝接受
恶露	拒绝接受
呕吐物	拒绝接受

11.5 细菌和真菌标本采集规则

标本类型		采集		时间和温度		重复采样限制	说明
		原则	装置和最小量	转运	储存		
脓肿	开放性	尽可能抽吸或将拭子深入伤口，紧贴伤口前沿取样	拭子送检系统	≤2 h，室温	≤24h，室温	1次/天	从脓肿底部或脓肿壁取样，结果最好
	封闭性	用针及注射器抽吸脓肿壁，将所有物质无菌转入厌氧转运装置	厌氧系统送检≥1mL	≤2 h，室温	≤24h，室温	1次/天	取样时，可能会带入与感染无关的定植菌

（续上表）

标本类型	采集		时间和温度		重复采样限制	说明
	原则	装置和最小量	转运	储存		
脓肿	用无菌盐水或75%乙醇拭去表面渗出物					组织和液体优于拭子标本，如必须用拭子，采集2个，1个培养，1个做革兰染色；使用Stuart或Amies培养基拭子

（续上表）

标本类型	采集		时间和温度		重复采样限制	说明
	原则	装置和最小量	转运	储存		
咬伤	见脓肿					不要培养≤12 h的动物咬伤伤口（通常不能分离得到感染性病原体，除非位于脸上或手上、或有感染指征的存在

（续上表）

标本类型	采集		时间和温度		重复采样限制	说明
	原则	装置和最小量	转运	储存		
血培养	75%乙醇消毒瓶口1 min	细菌：血培养瓶 成人：10~20 mL/套，效果最好；婴儿：1~10 mL/套 真菌：①二相培养；②离心溶解	≤2 h，室温	≤24 h，室温	3套/24 h	急性脓毒病：10 min内从不同部位采集2~3套 急性心内膜炎：1~2 h内从3个不同部位采集3套 亚急性心内膜炎：从3个不同部位采集3套，间隔≥15 min，如24 h内为阴性，建议再采集3套

（续上表）

标本类型	采集		时间和温度		重复采样限制	说明
	原则	装置和最小量	转运	储存		
血培养						原因不明发热：从不同部位采集2~3套，间隔≥1 h，如24 h内为阴性，建议再采集3套

（续上表）

标本类型	采集		时间和温度		重复采样限制	说明
	原则	装置和最小量	转运	储存		
骨髓	对穿刺一侧准备同外科切口	接种血培养瓶或离心溶解管	≤24 h，室温	≤24 h，室温	1次/天	少量骨髓可直接接种培养基
烧伤	标本采集前，先清洗和清创烧伤伤口	将组织放入有旋冒的容器内，用无菌拭子取渗出物	≤2 h，室温	≤24 h，室温	1次/天	如定量培养，3~4 mm取样最适合；只进行需氧培养，定量培养可能有价值或没有价值；烧伤表面标本的培养可能会因正常菌群而产生误导

（续上表）

标本类型	采集		时间和温度		重复采样限制	说明
	原则	装置和最小量	转运	储存		
导管	1. 用乙醇清洗导管周围皮肤 2. 将导管末端及夹子5 cm无菌移入无菌管 3. 直接转运微生物试验以防干燥	无菌带旋冒的管或杯子	≤15 min，室温	≤24 h，4℃		对于半定量培养，导管是可以接受的，如静脉导管、中心静脉置管等

（续上表）

标本类型	采集		时间和温度		重复采样限制	说明
	原则	装置和最小量	转运	储存		
蜂窝织炎	1. 用无菌生理盐水或75%乙醇清洗导管周围皮肤 2. 用细针头和注射器抽吸发炎区域 3. 注射器吸入少量无菌生理盐水，用无菌旋冒管送检	无菌带旋冒的管或杯子（不接受使用注射器转运）	≤15 min，室温	≤24 h，室温		只有25%～30%可产生潜在病原体

（续上表）

标本类型	采集		时间和温度		重复采样限制	说明
	原则	装置和最小量	转运	储存		
脑脊液	1. 用2%碘酒消毒采集部位 2. 用带L3～L4，L4～L5或L5～S1通管丝的针头插入 3. 进入蛛网膜下腔后，移去通管丝，采集1～2 mL液体，分别放入3个防漏管	所需最小量： 细菌≥1 mL 真菌≥2 mL AFB≥2 mL 病毒≥2 mL	细菌：不能冷藏；≤15 min，室温	≤24 h，室温		也可采集血进行培养，如果仅仅采集了1管CSF，应立即送交微生物培养；否则送交第2管脑部脓肿或活检标本的抽吸物，对于检测厌氧菌或寄生虫可能是必需的

（续上表）

标本类型	采集		时间和温度		重复采样限制	说明
	原则	装置和最小量	转运	储存		
褥疮溃疡	不选择拭子标本 1. 用无菌盐水清洗表面 2. 如得不到活检标本，用拭子用力采集伤口底部 3. 将拭子放入适当转运系统		≤2 h，室温	≤24 h，室温	1次/天	由于褥疮溃疡拭子提供不了太多的临床指导信息，建议选择组织活检或针头抽吸物标本

（续上表）

标本类型	采集		时间和温度		重复采样限制	说明
	原则	装置和最小量	转运	储存		
牙科培养：牙龈、牙周、根尖周、奋森氏胃炎	1．小心清洗牙龈和龈上牙齿表面，去除唾液、碎屑和斑点 2．用牙周刮器，小心获得损伤材料，并移入厌氧转运系统 3．用制备培养系统的方式采集的样本，制备涂片染色	厌氧系统转运	≤2 h，室温	≤24 h，室温	1次/天	只有当实验室装备对检测和计数特异性病原体能够提供特殊的技术时，才能对牙周损伤标本进行处理

（续上表）

标本类型		采集		时间和温度		重复采样限制	说明
		原则	装置和最小量	转运	储存		
耳	内耳	对复杂的、反复的或慢性顽固的中耳炎做鼓室穿刺术： 1．接触耳鼓室先用肥皂水清洗耳道再用注射器采集液体； 2．对破裂的鼓室，借助耳科诊视器，用软杆拭子采集液体	无菌管、拭子转运培养基或厌氧培养基	≤2 h，室温	≤24 h，室温	1次/天	喉或鼻咽部的拭子培养结果不足以诊断中耳炎的致病因子，所以不建议送检喉或鼻咽拭子

（续上表）

标本类型		采集		时间和温度		重复采样限制	说明
		原则	装置和最小量	转运	储存		
耳	外耳	1. 用湿拭子将耳道的任何碎屑或痂皮拭去 2. 在外耳道用力旋转拭子取样	拭子转运	≤2 h，室温	≤24 h，室温	1次/天	对于外耳道应用力采样，表面采样可能采集不到蜂窝织炎链球菌

（续上表）

标本类型		采集		时间和温度		重复采样限制	说明
		原则	装置和最小量	转运	储存		
眼	结膜	1. 分别用无菌拭子（无菌生理盐水预湿）绕每一个结膜取样 2. 采集完立即接种培养基 3. 将拭子涂片在两个玻片上染色	直接接种培养基：BAP和CHOC，或拭子转运	平皿：≤15 min，室温 拭子：≤2 h，室温	≤24 h，室温		即使只有一只眼睛感染，都尽量每一结膜都取样送检，可将未感染的眼作为对照，和分离于感染眼的细菌进行比较；如费用限制，可根据革兰染色结果，帮助对培养物进行解释，以确定菌群

（续上表）

标本类型		采集		时间和温度		重复采样限制	说明
		原则	装置和最小量	转运	储存		
眼	角膜刮擦	1．如上所述，获得结膜拭子标本 2．滴2滴局部麻醉液 3．用无菌铲刮擦脓肿或者溃疡，将刮擦物直接接种于培养基 4．将剩余材料涂于两个干净的玻片上染色	直接培养接种：含有10%绵羊红细胞的BHI，CHOC和抑制霉菌的琼脂	≤15 min，室温	≤24 h，室温		建议：培养拭子采样要先于麻醉药的应用，而角膜刮擦可稍后进行

（续上表）

标本类型		采集		时间和温度		重复采样限制	说明
		原则	装置和最小量	转运	储存		
眼	液体或抽吸物	备眼	无菌旋冒管，直接将少量液体接种于培养基	≤15 min，室温	≤24 h，室温	1次/天	建议：培养拭子采样要先于麻醉药的应用，而角膜刮擦可稍后进行

（续上表）

标本类型		采集		时间和温度		重复采样限制	说明
		原则	装置和最小量	转运	储存		
粪便	常规培养	直接置入一清洁、干燥的容器，采集后1 h内将标本转运至微生物室或将拭子的能见部分放入如Stuart's或Amise的转运系统	清洁、干燥、宽口的容器或用十字送检系统：≥2g	未防腐：≤1 h，室温 拭子转运系统：≤24 h，室温	≤24 h，室温	1次/天	1. 住院超过3天或入院诊断不是胃肠炎的患者不做常规粪便培养。对于这些患者应考虑进行梭状芽孢杆菌的培养或毒素检测 2. 除婴儿和有活动性腹泻症状的患者外，不推荐用拭子做常规病原检测

（续上表）

标本类型		采集		时间和温度		重复采样限制	说明
		原则	装置和最小量	转运	储存		
粪便	梭状芽孢杆菌	将液体或软大便直接送入清洁、干燥容器内。拭子标本不推荐用于毒素检测	无菌、防腐、宽口容器：≥1.5 mL	≤1 h，室温 24 h，4 ℃ >24 h，-20 ℃	培养：2天，4℃；3天，-20℃或-70℃更长时间用于毒素检测	2次/天	1．患者应是每24 h排泄液体或者软便≥5次的患者。检测成型或硬大便，往往效果不好，可能提示仅仅有常见菌群 2．-20℃冷冻易于使细胞毒素活性快速丢失

（续上表）

标本类型		采集		时间和温度		重复采样限制	说明
		原则	装置和最小量	转运	储存		
粪便	大肠埃希菌157: H7	将液体或血便放入一清洁、干燥的容器	无菌、防腐、宽口容器或拭子转运系统：≥2 mL	未防腐：≤1 h，室温 拭子转运系统：≤24 h，室温	≤24 h，4℃ ≤48 h，室温	1次/天	有腹部痉挛的患者在发病6 h内采集到的血或液状便效果最好

（续上表）

标本类型		采集		时间和温度		重复采样限制	说明
		原则	装置和最小量	转运	储存		
粪便	直肠拭子	1. 小心插入拭子超越肛门括约肌2.54 cm 2. 轻轻旋转拭子，在肛门隐窝取样 3. 用于检测病原的拭子上应能见到粪便	拭子转运	≤2 h，室温	≤24h，室温	1次/天	对于淋球菌、志贺氏菌、弯曲菌、单纯疱疹病毒及肛门携带的B群链球菌的检测，或不能留洋的患者，是保留方法

（续上表）

标本类型		采集		时间和温度		重复采样限制	说明
		原则	装置和最小量	转运	储存		
瘘管		见脓肿					
无菌液体	腹水、羊水、胸水、关节液、心包液、胆汁等	1. 用2%碘酒消毒采集部位 2. 经皮穿刺抽吸或外科获取标本 3. 立即转运实验室 4. 尽量多呈送液体，不要将拭子浸入液体内转运	用于细菌和酵母的血培养瓶或无菌旋冒管或厌氧转运系统；细菌≥1 mL；真菌≥10 mL；分枝杆菌≥10 mL	≤15 min，室温	≤24 h，室温 心包液或用于真菌培养的液体：≤24 h，4℃		1. 羊水和后穹隆穿刺液应用厌氧系统送检，革兰染色前不需离心 2. 其他液体检测最好用细胞离心制备物做革兰染色

（续上表）

标本类型	采集		时间和温度		重复采样限制	说明
	原则	装置和最小量	转运	储存		
坏疽组织	见脓肿					不提倡采集表面或表皮组织标本，优选组织活检或抽吸物
胃（洗液或灌洗液）	患者早晨未进食，并卧床采样	无菌、防漏容器	≤15 min，室温	≤24 h，室温		标本必须立即送检，因为分支杆菌在胃灌洗液中死亡很快；可用1.5 mL 40%无水磷酸氢二钠中和30～50 mL胃灌洗液

（续上表）

标本类型	采集		时间和温度		重复采样限制	说明
	原则	装置和最小量	转运	储存		
生殖器（女性羊膜）	1．经羊膜穿刺、剖宫产、子宫内膜导管抽吸 2．将液体转入厌氧转运系统	厌氧转运系统≥1 mL	≤15 min，室温	≤24 h，室温		不接受用拭子采集或抽吸引导的羊膜标本，因为有潜在的阴道共生菌落的污染
宫颈	扩阴器暴露宫颈，拭子从宫颈上拭去黏液和废物，再用新无菌拭子紧贴宫颈壁轻轻采样	拭子转运	≤2 h，室温	≤24 h，室温	1次/天	参阅关于针对病毒和衣原体采集和转运

（续上表）

标本类型	采集		时间和温度		重复采样限制	说明
	原则	装置和最小量	转运	储存		
后穹窿	抽吸液送检	厌氧转运系统 ≥1 mL	≤2 h，室温	≤24 h，室温	1次/天	
子宫内膜		厌氧转运系统	≤2 h，室温	≤24 h，室温	1次/天	
妊娠产物	将组织的一部分送入无菌容器	厌氧转运系统	≤2 h，室温	≤24 h，室温	1次/天	
女性尿道	患者排尿1 h后采集	拭子转运	≤2 h，室温	≤24 h，室温	1次/天	如未获得尿液，用肥皂液洗外尿道，清水冲洗，用泌尿道拭子旋转取样

（续上表）

标本类型	采集		时间和温度		重复采样限制	说明
	原则	装置和最小量	转运	储存		
阴道		拭子转运	≤2 h，室温	≤24 h，室温	1次/天	对于子宫内装置，将全装置放入无菌容器并室温转运，推荐用革兰染色方法确定致病细菌

（续上表）

标本类型	采集		时间和温度		重复采样限制	说明
	原则	装置和最小量	转运	储存		
男性前列腺液	1. 肥皂水清洗阴茎头，清水冲洗 2. 直肠前列腺按摩 3. 用无菌拭子收集液体或使液体进入无菌管内	拭子转运或无菌管运输	≤2 h，室温	≤24 h，室温	1次/天	按摩前后立即采集尿标本，可获得更多与尿道和膀胱微生物相关性的结果，精液也可以培养

（续上表）

标本类型	采集		时间和温度		重复采样限制	说明
	原则	装置和最小量	转运	储存		
头发（真菌培养）	1. 用镊子采集10～20根具有完整根部的感染头发 2. 放入清洁的管内或容器内	清洁容器10根头发	≤2 h，室温		1次/天	在刮擦损伤的同时，如有头皮屑，应采集

（续上表）

标本类型	采集		时间和温度		重复采样限制	说明
	原则	装置和最小量	转运	储存		
指甲、皮肤病	1. 用浸有75%乙醇的纱布擦拭指甲 2. 剪去感染的大部分，从指甲下收集材料或碎片	清洁容器刮擦的量足以覆盖图钉头大小		≤24 h，室温	1次/天	
藏毛囊肿	见脓肿					

（续上表）

标本类型		采集		时间和温度		重复采样限制	说明
		原则	装置和最小量	转运	储存		
下呼吸道	下支气管肺泡灌洗液、支气管刷或洗液、气管抽吸物	1. 将抽吸物或析出物放入痰采集器内 2. 将刷出物放入生理盐水的无菌容器内	无菌容器>1 mL	≤2 h，室温	≤24 h，4℃	1次/天	洗液定量分析需40～80 mL液体量；刷出物的定量分析，可将刷出物放入0.5 mL的胰蛋白酶大豆肉汤中送检

（续上表）

标本类型		采集		时间和温度		重复采样限制	说明
		原则	装置和最小量	转运	储存		
下呼吸道	咳出痰	1. 在医生或护士的直接监视下采集标本 2. 让患者清洗或漱口，去除表面菌落 3. 指导患者深咳、产生下呼吸道标本，采集到无菌容器内	无菌容器容积＞1 mL 最小量：细菌＞1 mL；真菌3～5 mL；分支杆菌5～10 mL；寄生虫3～5 mL	≤2 h，室温	≤24 h，4℃	1次/天	对难产生标本的儿科患者，呼吸道治疗师应经抽吸获得标本，最好的标本应≤10个鳞状细胞/oid

（续上表）

标本类型		采集		时间和温度		重复采样限制	说明
		原则	装置和最小量	转运	储存		
下呼吸道	诱导性痰	1. 刷完牙龈和舌头后让患者用水漱口 2. 借助喷雾器使患者吸入约25 mL 3%～10%的无菌生理盐水 3. 采集诱导的痰到无菌容器内	无菌容器	≤2 h，室温	≤24 h，4℃	1次/天	

（续上表）

标本类型	采集		时间和温度		重复采样限制	说明
	原则	装置和最小量	转运	储存		
上呼吸道	1. 用拭子拭去损伤表面的分泌物和碎片，并丢弃 2. 用第二个拭子用力在损伤处采样，避免接触正常组织	拭子	≤2 h，室温	≤24 h，室温	1次/天	对细菌学评价，不能采集浅表组织，应选择组织活检标本或针抽吸物

（续上表）

标本类型	采集		时间和温度		重复采样限制	说明
	原则	装置和最小量	转运	储存		
鼻	1. 用预先被无菌盐水湿润的拭子插入鼻孔约2 cm 2. 对着鼻黏膜用力旋转	拭子	≤2 h，室温	≤24 h，室温	1次/天	
喉	1. 用压舌板压舌 2. 用无菌拭子从咽后、扁桃体和发炎区域采样	拭子转运	≤2 h，室温	≤24 h，室温	1次/天	咽拭子不能用于会咽发炎患者

（续上表）

标本类型	采集		时间和温度		重复采样限制	说明
	原则	装置和最小量	转运	储存		
组织	1. 用无菌容器呈送 2. 小样本应滴加几滴无菌盐水保持湿润 3. 不能使组织干涸	厌氧转运系统或无菌旋冒瓶，需要加一些盐水	≤15 min，室温	≤24 h，室温		

（续上表）

标本类型		采集		时间和温度		重复采样限制	说明
		原则	装置和最小量	转运	储存		
尿液	中段尿	无菌留尿	无菌广口容器，容量≥1 mL	≤2 h，室温	≤24 h，室温	1次/天	女性尿中的衣原体抗原可能难以检出，因而尿液不能用于支原体培养之标本

（续上表）

标本类型		采集		时间和温度		重复采样限制	说明
		原则	装置和最小量	转运	储存		
尿液	导管尿	1．用75%乙醇消毒导管采集部分 2．用针头和注射器无菌采集5～10 mL尿液 3．转入无菌管或容器内	无菌广口容器，容量≥1 mL	≤2 h，室温	≤24 h，室温	1次/天	
伤口		见脓肿					

十二、凝血专栏

12.1 凝血常用检验项目

项目	参考范围	临床意义
出血时间（BT）	TBT法: 2.3~9.5 min	延长：①血小板数量异常（如原发性血小板减少性紫癜、血栓性血小板减少性紫癜、原发性血小板增多症等）；②血小板功能缺陷（如血小板无力症、药物引起的血小板病、骨髓增生异常综合征等等）；③血管性血友病、血管壁及结构异常（如遗传性出血性毛细管扩张症）、偶见于严重的凝血因子缺乏 缩短：某些严重的血栓前状态和血栓形成时，如妊娠期高血压综合症

（续上表）

项目	参考范围	临床意义
6–酮–前列腺1α测定（6–酮–PGF1α）	（17.9±7.2）Pg/mL	减低：血栓性疾病，如急性心肌梗死、心绞痛、脑血管病变、糖尿病、动脉粥样硬化
血管性血友病因子（vWF：Ag）抗原	电泳法：94.1%±32.5%	减低：血管性血友病（vWD），是诊断vWD及其分型的重要指标 增高：血栓性疾病，如心肌梗死、心绞痛、脑血管病变
vWF瑞斯托霉素辅因子	50%～150%	不同类型vWD血浆中瑞斯托霉素辅因子的含量是不同的，Ⅰ型和Ⅲ型患者减低，ⅡB型正常，而Ⅱ型的其他亚型可减低

（续上表）

项目	参考范围	临床意义
血栓调节蛋白抗原（TM：Ag）	20 ~ 35 ng/mL	增高：糖尿病、DIC、血栓性血小板减少性紫癜、系统性红斑狼疮。此外，急性心肌梗死、脑血栓、肺栓塞和闭塞性脉管炎的部分患者也可增高
血浆β－血小板球蛋白（β－TG）	（16.4 ± 9.8）μg/L	增高：血栓前状态和（或）血栓性疾病，如心肌梗死、脑血管病变、尿毒症、妊高症、糖尿病、肾病综合征、DIC、静脉血栓形成等 减低：先天性或获得性贮存池病
血浆血小板第四因子（PF4）	（3.2 ± 2.3）μg/L	

（续上表）

项目	参考范围	临床意义
血小板第3因子（PF3）有效性	复钙时间Ⅰ组较Ⅱ组延长低于5 s	减低：血小板第3因子缺陷症、血小板无力症、巨大血小板综合征、肝硬化、尿毒症、骨髓增生异常综合征、异常蛋白血症、弥散性血管内凝血、服用抗血小板药物、系统性红斑狼疮、急性白血病等
血块收缩时间（CRT）	收缩率48%～64%	增高：先天性（遗传性）因子Ⅷ缺乏症等 减低：原发性血小板减少性紫癜、血小板增多症、血小板无力症、红细胞增多症、低（无）纤维蛋白原血症、多发性骨髓瘤、原发性巨球蛋白血症等

（续上表）

项目	参考范围	临床意义
血栓烷B2检测（TXB2）	（76.3 ± 48.1）μg/L	增高：血栓前状态和血栓性疾病，如心肌梗死、心绞痛、糖尿病、深静脉血栓形成、妊高症、肾小球疾病、动脉粥样硬化、肺梗死、高脂血症、大手术后等 减低：环氧酶或TX合成酶缺乏症、服用抑制环氧酶或TX合成酶的药物（如阿司匹林、奔磺唑酮、咪唑及其衍生物等）
血小板膜糖蛋白（GP）	GPⅠb分子数为（1.54 ± 0.49）$\times 10^4$ GPⅡb/Ⅲa分子数为（5.45 ± 1.19）$\times 10^4$	GPⅠb缺乏：巨大血小板综合征 GPⅡb/Ⅲa缺乏：血小板无力症

（续上表）

<table>
<tr><th>项目</th><th>参考范围</th><th>临床意义</th></tr>
<tr><td>凝血时间（CT）</td><td>普通试管法：5～10 min</td><td rowspan="2">延长：血友病甲、乙，凝血因子Ⅺ缺乏症、血管性血友病、肝病、阻塞性黄疸、新生儿出血症、吸收不良综合征
缩短：DIC高凝期、血栓疾病及高血糖、高血脂等</td></tr>
<tr><td>血浆复钙时间（RT）</td><td>玻璃皿法：97～160 s</td></tr>
<tr><td>活化部分凝血活酶时间（APTT）</td><td>仪器法：33.68～40.32 s</td><td>延长：（结果超过正常对照10s以上为延长）主要用于发现血友病，也可见于因子Ⅸ、Ⅺ、Ⅻ缺乏症；血中抗凝物和凝血因子抑制物或肝素水平增高时；当凝血酶原、纤维蛋白原及因子Ⅴ、Ⅹ缺乏时也可延长
缩短：DIC，血栓前状态及血栓性疾病
肝素治疗的监护，维持在正常对照1.5～3倍为宜</td></tr>
</table>

（续上表）

项目	参考范围	临床意义
血浆凝血酶原时间（PT）	仪器法：11～13 s	延长：先天性因子Ⅱ、Ⅴ、Ⅶ、Ⅹ减少及纤维蛋白原的缺乏、获得性凝血因子缺乏 缩短：先天性因子Ⅴ增多、DIC早期（高凝状态）、口服避孕药、其他血栓前状态及血栓性疾病 口服抗凝药监护
国际标准化比值（INR）	仪器法：0.82～1.15	临床上，当INR为2～4是为抗凝治疗的合适范围 当INR＞4.5时，如纤维蛋白水平和血小板数仍正常，则提示抗凝过度，应减少或停止用药 INR＞4.5，同时伴有纤维蛋白原和血小板减低，则可能是DIC或肝病等所致，也应该减少或停止口服抗凝剂

（续上表）

项目	参考范围	临床意义
蝰蛇蛇毒时间测定（RVVT）	仪器法：13～14 s	延长：凝血酶原、FⅤ、FⅩ和纤维蛋白原缺乏，血小板减少和PF3缺陷，血循环中存在抗凝物质等 缩短：血小板增多症、血栓前状态和血栓性疾病
FⅡ、FⅤ、FⅦ、FⅩ促凝活性测定	（FⅡ:C）：97.7%±16.7% （FⅤ:C）：102.4%±30.9% （FⅦ:C）：103%±17.3% （FⅩ:C）：103%±19.0%	增高：血栓前状态和血栓性疾病 减低：相应的先天性因子Ⅱ、Ⅴ、Ⅶ和Ⅹ缺乏症或获得性减低

（续上表）

项目	参考范围	临床意义
FⅧ、FⅨ、FⅪ、FⅫ促凝活性测定	（FⅧ：C）：103%±25.7% （FⅨ：C）：98.1%±30.4% （FⅪ：C）：100%±18.4% （FⅫ：C）：92.4%±20.7%	增高：血栓前状态和血栓性疾病 减低：①FⅧ：C见于血友病A、血管性血友病、血中存在因子Ⅷ抗体、DIC；②FⅨ：C见于血友病B、肝脏病、维生素K缺乏症、DIC、口服抗凝药物；③FⅪ：C见于FⅪ缺乏症、肝脏病、DIC等；④FⅫ：C见于先天性FⅫ缺乏症、肝脏疾病、DIC和某些血栓性疾病等

（续上表）

项目	参考范围	临床意义
血浆纤维蛋白原测定（Fbg）	仪器法：2～4 g/L	增高：糖尿病、急性心肌梗死、急性传染病、结缔组织病、急性肾炎、灼伤、多发性骨髓瘤、休克、大手术后、妊高症、急性感染、恶性肿瘤等 减低：DIC、原发性纤溶症、重症肝炎和肝硬化等
凝血酶时间测定（TT）	仪器法：16～18 s	受检TT值超过对照3s为延长：低（无）纤维蛋白原血症和异常纤维蛋白原血症、血中FDP增高、血中有肝素和类肝素物质存在

（续上表）

项目	参考范围	临床意义
血浆FXⅢ定性试验	24 h内纤维蛋白凝块不溶解	若纤维蛋白凝块在24 h内，尤其2 h内完全溶解，表示因子XⅢ缺乏，见于先天性因子XⅢ缺乏症和获得性因子XⅢ明显减低
FXⅢα亚基和FXⅢβ亚基的抗原性测定	（FXⅢα：Ag）：100.4%±12.9% （FXⅢβ：Ag）：98.8%±12.5%	先天性因子XⅢ缺乏症： ①纯合子型者FXⅢα：Ag明显减低，FXⅢβ：Ag轻度减低；②杂合子型者FXⅢα：Ag减低，FXⅢβ：Ag正常 获得型因子XⅢ缺少症：肝脏疾病、DIC、原发性纤溶症、急性心肌梗死、急性白血病、恶性淋巴瘤、免疫性血小板减少性紫癜、系统性红斑狼疮等

（续上表）

项目	参考范围	临床意义
甲苯胺蓝纠正试验	TT时间延长的受检者血浆中加入甲苯胺蓝后，TT缩短5 s以上，提示受检血浆中有肝素类物质或类肝素物质增多，如果不缩短，提示凝血酶时间延长不是由肝素类物质所致	血中类肝素物质增多：严重肝病、DIC、过敏性休克、使用氮芥、放疗后、肝叶切除后、肝移植后等
抗凝血酶－Ⅲ（AT－Ⅲ）活性和抗原	活性：108.5%±5.3% 抗原：（0.29±0.06）h/L	增高：血友病、白血病和再障等急性出血期以及口服抗凝药物治疗过程中 减低：先天性和获得性AT－Ⅲ缺乏症，后者见于血栓前状态、血栓性疾病和肝脏疾病等

（续上表）

项目	参考范围	临床意义
蛋白C（PC）活性和抗原	活性：100.24%±13.18% 抗原：102.5%±20.1%	减低：先天性PC缺陷：根据PC：A和PC：Ag可分为Ⅰ型（两者均减低）和Ⅱ型（PC：Ag正常而PC：A减低） 获得性缺陷：DIC、肝功能不全、手术后、口服双香豆素抗凝剂、呼吸窘迫综合征等
蛋白S（PS）抗原检测	97.56%±9.76%	减低：先天性和获得性PS缺陷症，后者见于肝脏疾病、口服抗凝药物等

（续上表）

项目	参考范围	临床意义
复钙交叉试验	阴性	受检血浆加入少量正常血浆测定复钙时间，如被纠正，表示血浆中缺乏凝血因子；如不被纠正，则表示受检血浆中有抗凝药物存在；见于反复输血的血友病患者、肝脏疾病、系统性红斑狼疮、风湿性关节炎、胰腺疾病等
FⅧ抑制物	阴性	血浆因子Ⅷ抑制物滴度增高：反复输血或接受抗血友病球蛋白治疗的血友病A患者、系统性红斑狼疮、类风湿性关节炎、溃疡性结肠炎、局限性肠炎、妊娠期、恶性肿瘤、糖尿病、结节病等

（续上表）

项目	参考范围	临床意义
血浆肝素	0.005～0.01 IU/mL	在用肝素防治血栓性疾病以及血液透析、体外循环的过程中，为了检测肝素的合理用量
血浆D-二聚体	阴性或<400 μg/L	继发性纤溶症（如DIC）为阳性或增高；而原发性纤溶症为阴性或不升高，这是二者鉴别的重要指标
血浆硫酸鱼精蛋白副凝固试验（3P）	阴性	阳性：DIC的早、中期，但在恶性肿瘤、上消化道出血、外科手术后、败血症、肾小球疾病、人工流产、分娩等也可出现假阳性 阴性：正常人、晚期DIC和原发性纤溶症

（续上表）

项目	参考范围	临床意义
纤维蛋白降解产物测定（FDP）	仪器法：<5 mg/L	增高：原发性纤溶症、DIC、恶性肿瘤、急性早幼粒细胞白血病、肺栓塞、深静脉血栓形成、肾脏疾病、肝脏疾病、器官移植的排斥反应，溶栓治疗等
纤溶酶原活性和抗原测定（PLG）	（PLG：A）：75%～140% （PLG：Ag）：(0.22±0.03) g/L	增高：表示纤溶活性减低（血栓前状态和血栓性疾病） 减低：表示纤溶活性增高（原发性纤溶、继发性纤溶和先天性PLG缺乏症）

（续上表）

项目	参考范围	临床意义
血浆纤溶酶原活化抑制剂-1活性和抗原测定（PAI）	活性：0.1 ~ 1.0抑制单位/mL 抗原：＜1 U/mL	增高：血栓前状态和血栓性疾病 减低：原发性和继发性纤溶症
血浆α_2-抗纤溶酶活性和抗原测定（α_2-AP）	活性：0.8 ~ 1.2抑制单位/mL 抗原：（1.5 ± 0.3）抑制单位/mL	增高：静脉和动脉血栓形成、恶性肿瘤、分娩后等 减低：肝病、DIC、手术后、先天性α_2-PI缺乏症

12.2 血流变学检验

项目	参考范围	临床意义
红细胞刚性指数	180s-1为<1.00	指数值越大，表明红细胞变形性越差
红细胞聚集指数	9.50～18.30 mPa·s	增高：多发性骨髓瘤、巨球蛋白血症、心肌梗死、休克、糖尿病、高血压等
全血还原黏度（低切）	7.70～13.75 mPa·s	对不同的切变率对血液黏度监测、中风预报有重要意义
全血还原黏度（中切）	5.50～9.10 mPa·s	不同的切变率对血液黏度监测、中风预报有重要意义

（续上表）

项目	参考范围	临床意义
全血还原黏度（高切）	3.40～6.50 mPa·s	全血黏度和全血还原黏度都增高，说明血液黏度大，而且与红细胞自身流变性质变化有关，有参考意义 全血黏度和全血还原黏度都正常，说明血液黏度大，但红细胞自身流变性质无异常变化 全血黏度正常而全血还原黏度增高，说明HCT低，但红细胞自身流变性质无异常变化 全血黏度和全血还原黏度都正常，说明血液黏度正常
全血黏度（低切）	男：7.5～13.3 mPa·s 女：5.8～12.6 mPa·s	当切变率在3/s时的全血黏度为低切黏度，反映患者红细胞聚集性，对血液黏度监测、中风预报有重要意义

（续上表）

项目	参考范围	临床意义
全血黏度（中切）	4.83 ~ 6.51 mPa · s	当切变率在30/s时的全血黏度为中切黏度，是低切到高切黏度变化过渡点，对血液黏度监测、中风预报有重要意义
全血黏度（高切）	男：4.6 ~ 6.5 mPa · s 女：4.7 ~ 6.01 mPa · s	当切变率在200/s时的全血黏度为高切黏度，反映患者红细胞变形性，对血液黏度监测、中风预报有重要意义
血浆黏度	1.27 ~ 2.28 mPa · s	血浆黏度主要由血细胞比容、红细胞聚集性、红细胞变性、红细胞表面电荷、纤维蛋白原含量、白细胞、血小板流动性等血液内在因素决定。蛋白质对血浆黏度影响最大，特别是纤维蛋白原浓度增加时，红细胞聚集成串排列，血浆黏度增加，血液黏度增高

12.3 凝血疾病指南解读

疾病	类别	项目	指南或共识要点	参考资料
血栓性血小板减少性紫癜(TTP)	诊断指标	游离血红蛋白 间接胆红素 血清结合珠蛋白 LDH、BUN Cr 肌钙蛋白T	游离血红蛋白和间接胆红素升高 血清结合珠蛋白下降 LDH明显升高，尿胆原BUN和Cr不同程度升高 肌钙蛋白T水平升高者见于心肌受损	《血栓性血小板减少性紫癜诊断与治疗中国专家共识》2012
		凝血项目	APTT、PT及FIB多正常，偶有FDP轻度升高	

（续上表）

疾病	类别	项目	指南或共识要点	参考资料
血栓性血小板减少性紫癜(TTP)	诊断指标	ADAMTS13活性检测	遗传性TTP患者血浆ADAMTS13活性缺乏（活性<5%）；特发性TTP患者ADAMTS13活性多缺乏且抑制物阳性；继发性TTP患者ADAMTS13活性多无明显变化	《血栓性血小板减少性紫癜诊断与治疗中国专家共识》2012
		Coombs试验	Coombs试验阴性	

十三、糖代谢异常专栏

疾病	类别	项目	指南或共识要点	参考资料
1型糖尿病	筛查指标	谷氨酸脱羧酶抗体（GADA）	1期： ①多个自身免疫抗体阳性；②无IGT或IFG 2期： ①多个自身免疫抗体阳性；②血糖异常：IFG和（或）IGT；③空腹血糖：5.6 ~ 6.9 mmol/L；④2小时血糖：7.8 ~ 11.0 mmol/L；⑤HbA1c：5.7% ~ 6.4%或HbA1c增加≥10%	《ADA糖尿病医学诊疗标准》2017
		胰岛细胞抗体（ICA）		
		抗胰岛素自身抗体（IAA）		
		人胰岛细胞抗原2抗体（IA-2A）		
		C肽		

（续上表）

疾病	类别	项目	指南或共识要点	参考资料
1型糖尿病	诊断指标	糖化血红蛋白	3期： ①典型的糖尿病症状（多饮、多尿、多食、体重下降）加上随机血糖检测＞11.1 mmol/L；②空腹血糖检测＞7.0 mmol/L；③糖负荷后2小时检测血糖＞11.1 mmol/L 血糖水平不能区分1型还是2型糖尿病	《ADA糖尿病医学诊疗标准》2017
		胰岛素		
		空腹和餐后血糖		
		胰岛细胞抗体（ICA）		
		抗胰岛素自身抗体（IAA）		
		人胰岛细胞抗原2抗体（IA-2A）		
		C肽		

（续上表）

疾病	类别	项目	指南或共识要点	参考资料
1型糖尿病	诊断指标	糖化血红蛋白	多个抗体阳性	《ADA糖尿病医学诊疗标准》2017
		胰岛素		
		空腹和餐后血糖		

十四、痛风专栏

疾病	类别	项目	指南或共识要点	参考资料
痛风	筛查指标	血尿酸（UA）	血尿酸测定对痛风和高尿酸血症的诊断最有价值。痛风患者常见尿酸增高，但少数痛风患者在痛风发作时会出现正常血尿酸值 血尿酸增高无痛风发作者为高尿酸血症 痛风急性发作期绝大多数患者血尿酸值升高，但也有少数患者即使是在典型痛风性关节炎发作期血尿酸也无明显升高 分层： 420 μmol/L＜UA＜550 μmol/L：轻度升高 550 μmol/L＜UA＜700 μmol/L：中度升高 700 μmol/L＜UA：重度升高	《原发性痛风诊断和治疗指南》2011

（续上表）

疾病	类别	项目	指南或共识要点	参考资料
痛风	筛查指标	尿尿酸	尿酸主要由肾脏排泄，在肾小球过滤后，90%由肾小管重吸收。有多数痛风患者尿尿酸排出正常或排泄不足。通过尿液中尿酸含量测定，可了解尿酸排泄情况，以此合理选择降尿酸药物。根据尿尿酸含量可将痛风或高尿酸血症分为产生过剩型和排泄不良型	《原发性痛风诊断和治疗指南》2011
		血常规	痛风性关节炎急性发作期，尤其是伴畏寒、发热者，外周血白细胞通常可升高至（10～15）× 10^9/L，个别可达20 × 10^9/L或以上，中性粒细胞比例可升高 当出现痛风性肾脏病变时，且红细胞计数和血红蛋白含量降低，提示具有贫血之改变	

（续上表）

疾病	类别	项目	指南或共识要点	参考资料
痛风	筛查指标	红细胞沉降率（ESR）	痛风性关节炎发作较轻及痛风间歇期，患者的红细胞沉降率大多正常，而痛风性肾病患者特别是出现肾功能减退的患者，血沉可增快，最高可达60 mm/h以上	《原发性痛风诊断和治疗指南》2011
		血脂及载脂蛋白	血脂异常在痛风及高尿酸血症患者中十分常见。痛风及高尿酸血症患者血中TG、LDL、VLDL、ApoB水平均升高，而HDL-CH水平降低。在痛风及高尿酸血症伴高血压、肥胖、糖耐量下降以及糖尿病患者中血脂异常改变的发生率更高	

（续上表）

疾病	类别	项目	指南或共识要点	参考资料
痛风	筛查指标	血电解质及肝肾功能	血电解质如钾、钠、氯、钙、磷等检查一般均正常，即使有痛风性关节炎患者，血钙、磷检查也在正常范围内。痛风与高尿酸血症患者合并肝大、肝功能异常时，常见丙氨酸氨基转移酶（ALT）和天门冬氨酸氨基转移酶（AST）升高，乳酸脱氢酶（LDH）和谷氨酰转移酶（γ-GT）轻至中度升高。无肾脏病变的单纯性高尿酸血症及痛风肾功能检查可无异常	《原发性痛风诊断和治疗指南》2011

（续上表）

疾病	类别	项目	指南或共识要点	参考资料
痛风	筛查指标	血糖及胰岛素释放试验	痛风及高尿酸血症患者伴发2型糖尿病十分常见。2型糖尿病高尿酸血症其核心为胰岛素抵抗所致的高胰岛素血症。在胰岛素抵抗时纤溶系统功能紊乱，表现为纤溶蛋白酶原活性物抑制因子增高，血液呈高凝状态，易形成血栓，同时因血糖持续升高还可损害肾功能，导致尿酸排泄减少，血尿酸增高	《原发性痛风诊断和治疗指南》2011

（续上表）

疾病	类别	项目	指南或共识要点	参考资料
痛风	筛查指标	尿常规和尿沉渣检查	在痛风急、慢性高尿酸血症，肾病及尿酸性结石患者中，尿沉渣显微镜检查可见管型及红细胞，合并尿路感染可见大量白细胞和脓细胞，部分患者可见尿酸结晶。国内资料表明，尿中发现尿酸结晶检出率为22% 24 h尿量多于2.5 L为多尿，可见于痛风性肾病、痛风合并糖尿病肾病、痛风并发慢性肾盂肾炎等 24 h尿量少于0.4 L为少尿，24 h尿量少于0.1 L为无尿，可见于痛风并发肾衰竭、尿毒症期	《原发性痛风诊断和治疗指南》2011

（续上表）

疾病	类别	项目	指南或共识要点	参考资料
痛风	筛查指标	尿常规和尿沉渣检查	尿比重常用来衡量肾脏浓缩稀释功能。痛风性肾病主要累及肾髓质，出现浓缩功能障碍，可认为其为痛风性肾病的最早信号，表现为尿量增多，常多于2 500 mL/24 h。痛风合并肾盂肾炎，尤其慢性肾盂肾炎，肾小管损害较肾小球严重，常出现多尿、夜尿增多和尿液比重降低。痛风合并高血压，在肾功能代偿期可无明显尿量和比重的改变，在肾功能失代偿期则有尿浓缩功能障碍，可出现多尿、夜尿增多及尿比重降低等 痛风性肾病一般不会出现尿比重增加	《原发性痛风诊断和治疗指南》2011

（续上表）

疾病	类别	项目	指南或共识要点	参考资料
痛风	筛查指标	尿 β_2-微球蛋白（β_2M）	痛风性肾病，累及肾小管的损伤，尿 β_2M可以明显升高	《原发性痛风诊断和治疗指南》2011版

十五、血脂代谢异常专栏

<table>
<tr><th>疾病</th><th>类别</th><th>项目</th><th>指南或共识要点</th><th>参考资料</th></tr>
<tr><td rowspan="2">血脂异常和脂蛋白异常血症</td><td rowspan="2">诊断指标</td><td>甘油三酯（TG）</td><td>高脂血症、动脉粥样硬化、冠心病、糖尿病、糖原累积症、原发性甘油三酯增多症等疾病的患者血清中TG含量可增高，一般认为单独高TG不是冠心病的独立危险因素，同时伴以高TC（总胆固醇）、高LDL-C、低HDL-C等情况时才有病理意义</td><td rowspan="2">《中国成人血脂异常防治指南》2016</td></tr>
<tr><td>总胆固醇（TC）</td><td>对于动脉粥样硬化和冠心病而言，TC是一个明确的危险因子，与冠心病的发病率呈正相关</td></tr>
</table>

（续上表）

疾病	类别	项目	指南或共识要点	参考资料
血脂异常和脂蛋白异常血症	诊断指标	高密度脂蛋白胆固醇（HDL-C）	流行病学与临床研究证明，HDL-C与冠心病发病呈负相关，并能促进动脉样硬化的发展	《中国成人血脂异常防治指南》2016
		低密度脂蛋白胆固醇（LDL-C）	LDL-C增高是动脉粥样硬化发生发展的主要脂类危险因素	
		载脂蛋白AⅠ（ApoAⅠ）	ApoAⅠ是HDL的特征性载脂蛋白，血清ApoAⅠ反映HDL水平，与HDL-C呈明显的正相关。ApoAⅠ偏低见于冠心病和脑血管病患者	

（续上表）

疾病	类别	项目	指南或共识要点	参考资料
血脂异常和脂蛋白异常血症	诊断指标	载脂蛋白B（ApoB）	血清ApoB主要反映LDL水平。与LDL-C呈显著正相关。高ApoB是冠心病危险因素，且ApoB是各项血脂指标中较好的动脉粥样硬化标志物	《中国成人血脂异常防治指南》2016
		血清脂蛋白（a）［Lp（a）］	血清Lp（a）水平是动脉粥样硬化性疾病的独立危险因素，如Lp（a）水平高于医学决定水平（300 mg/L），冠心病危险明显增高	